NOTES ET DOCUMENTS

SUR

LA MALADRERIE

(Hôtel Saint-Ladre)

D'ORLÉANS

PAR

Eugène JARRY

ORLÉANS

IMPRIMERIE PAUL PIGELET ET FILS

6, 8, 10, RUE SAINT ÉTIENNE

—

1920

NOTES ET DOCUMENTS

LA MALADRERIE

(Hôtel Saint-Ladre)

D'ORLÉANS

NOTES ET DOCUMENTS

SUR

LA MALADRERIE

(Hôtel Saint-Ladre)

D'ORLÉANS

PAR

Eugène JARRY

ORLÉANS

IMPRIMERIE PAUL PIGELET ET FILS

6, 8, 10, RUE SAINT-ÉTIENNE

1920

EXTRAIT DU TOME XXXV
DES MÉMOIRES DE LA SOCIÉTÉ ARCHÉOLOGIQUE ET HISTORIQUE
DE L'ORLÉANAIS

NOTES ET DOCUMENTS

SUR

LA MALADRERIE

(*Hôtel Saint-Ladre*)

D'ORLÉANS

L'hôtel Saint-Ladre d'Orléans (1) était une maladrerie située
sur le vieux chemin qui d'Orléans gagnait Chartres par Saran,
les Grandes Bordes de Sougy, Loigny, la maladrerie d'Orgères
etc...Elle occupait, dans le faubourg Bannier actuel, le vaste
terrain, depuis peu morcelé, où s'élevèrent successivement
dans la suite le monastère des Chartreux puis le couvent des
Dames du Sacré-Cœur.

Cet établissement existait dès le début du XIIe siècle. Le
premier document qui le concerne reste jusqu'ici un diplôme
de 1112, donné à Orléans par Louis VI, et accordant aux
pauvres de S. Ladre la portion de l'église de Chécy appar-
tenant au roi avec nomination du curé (2), une charruée
de terre à l'Ardillière, et l'usage du bois dans les forêts
royales pour le chauffage et la construction. On a parfois
considéré cette charte comme la charte de fondation de la

(1) Il ne faut pas le confondre avec la chapelle S. Ladre du Martroi, qui
était voisine du Grand Cimetière d'Orléans. — *Mém. de la Soc. Arch. de
l'Orléanais*, t. XXXIV, pp. 181-454.

(2) Par suite, le curé d'une des portions était nommé par S. Ladre, l'autre
par Pont-aux-Moines. *Mém. de la Soc. Arch.*, t. XXX, pp. 540 et 541.

léproserie d'Orléans. Rien dans le texte (1) ne permet d'y voir plus qu'une donation à un établissement déjà existant. Dans la confirmation de cet acte par Louis VII, le 24 novembre 1172 (2), il n'est non plus fait la moindre allusion à cette prétendue fondation. D'ailleurs, il était de tradition, dans la maison même, de ne considérer la donation de Louis le Gros que comme un accroissement, la fondation étant plus ancienne (3). Il y a tout lieu de croire que l'église d'Orléans était la fondatrice réelle de la maladrerie d'Orléans comme de l'Hôtel-Dieu; nous verrons plus loin pourquoi.

L'hôtel S. Ladre d'Orléans en vint à former, à la fin du xve siècle, un enclos de 60 arpents, avec chapelle, logements pour le maître et les frères et sœurs sains et malades, des vergers, des vignes et des terres (4). Il constituait, au commencement du xvie siècle, le point extrême du faubourg Bannier (5).

La chapelle était en reconstruction en 1419 (6) : travaux condamnés à peu d'avenir. Son éloignement des murailles avait sauvé, en 1358, l'hôtel S. Ladre de la destruction volon-

(1) Le texte de cet acte a échappé à Luchaire. Pourtant il se trouvait, en copie du xviie siècle, dans le carton des Archives Nationales S 4864 où il a pris la confirmation de 1172. Gautier de Sibert (*Histoire..... de N.-D. du Mont-Carmel et de S. Lazare de Jérusalem*. Paris 1772. in-4°) l'a publié. V. notre Doc I.

(2) Pub par Gautier de Sibert, p. lxii, et par Luchaire (*Études sur les actes de Louis VII*) p. 442. On peut restituer, d'après le vidimus original du 20 septembre 1392 (Arch du Loiret II 205) les passages manquants : ... *benign. concesserunt, Nos ipsis... rex Ludovicus domui... omni ex modo quo ipse...*
La copie S 4864 des Archives Nationales a été prise sur ce vidimus : les lacunes correspondent aux taches d'humidité qui en rendent la lecture difficile.

(3) L'obituaire des Chartreux, à la date du 14 mai, rappelle le roi Louis XIII, « qui hanc domum, in leprosorum hospitium antiquitus fundatam et a suis antecessoribus regibus, praesertim a Ludovico Crasso, insigniter auctam, ordini Cartusiensi... donavit et univit. » — Arch. du Loiret II 235.

(4) Déclaration des biens de St Ladre, 18 août 1470. Arch. Nat. S 4864.

(5) C'est là qu'il se termine dans la cerche de 1543. — Arch. du Loiret. A 1857 : 273-274.

(6) Fondation d'un service par un bourgeois d'Orléans, Anne de Marolles, qui donne 64 livres en deniers « pour employer en l'édification du chœur de l'église de ladite maladrerie ». — Arch. du Loiret H 205.

taire décidée par les habitants d'Orléans lors de la menaçante approche d: Robert Kno'les. Mais le parti héroïque fut pris de nouveau et étendu à de plus grandes distances, lorsque le siège enserra la ville. Le 28 décembre 1428, avec S.Marc, S.Euverte, S.Vincent, S.Paterne, S.Ladre fut brûlé et abattu « afin que les Angloys ne se peussent là loger, retraire et fortiffier contre la cité (1) »

Au contraire de ce qui advint pour nombre de nos monuments, S.Ladre n'attendit pas longtemps la reconstruction. Dès 1432, la léproserie commençait à se relever de ses ruines et une chapelle dédiée, comme la première, au Crucifix, était réé lifiée. Le maître et les frères présentaient, en novembre de la même année, une supplique au pape pourobtenir l'autorisation d'y célébrer (2).

I. — Administration de Saint-Ladre d'Orléans.

Au xII° siè:le encore il est impossible de distinguer, dans les documents, quel est le personnel qui administre S Ladre et ses biens. Les donations sont faites « aux bienheureux pauvres appelés ladres, *bealis pauperibus lazaris nominalis* » (1112), « aux malades de S. Ladre, *infirmis de S Lazaro* » (1151), « à la maison de malades du faubourg à Orléans, *domui infirmorum que est in suburbio Aurelianis sita* » (1172).

Mais, au xIII° siècle, les documents qui nous restent désignent constamment « le prieur et les frères de S. Ladre d'Orléans » (1221, 1229, 1241, 1242, 1251). A la fin du xIII° siècle ou au début du xIV°, — nous le trouvons pour la première fois en 1314, — apparaît le terme de « maître et gouverneur » , et aussi l'expression de « frères et sœurs de l'hôtel S. Ladre, *fratres et sorores domus Beati Lazari Aurelianis* ».

Ce changement dans la dénomination des personnes qui représentent ou dirigent la maladrerie d'Orléans paraît indiquer quelque modification dans cette direction même. Pour l'auto-

<hr>

(1) Quicherat. *Procès de Jeanne d'Arc*, t. IV, p. 106. — Charpentier et Cuissard. *Journ l du S ège d'Orléans*, 1896, p. 20.

(2) Denifle. *La désolation des églises..... en France pendant la guerre de Cent ans*, t. I, p. 36.

rité qui nomme cette direction, le fait n'est pas douteux. Vers le milieu du xiiie siècle (1), la nomination du maître de S. La-dre, comme celle du maître de l'Hôtel-Dieu, appartenait encore au doyen d'Orléans, l'église Ste-Croix étant sans doute fondatrice des deux établissements. En 1314, au contraire, on constate que le maître est élu par tous les frères de l'hôtel-St-Ladre (2), comme, à la même époque, le maître de l'Hôtel-Dieu par les frères de l'Hôtel-Dieu (3). Pen lant ce temps, à Paris et à Pontoise, par exemple, c'est l'évè jue qui continue à nom-mer les maîtres (4). On ne saurait préciser quelles circons-tances provoquèrent le changement qui se produit à Orléans.

Quant au personnage investi de la maîtrise de l'hôtel S.La-dre, la première donnée à son sujet nous est fournie par un acte du 13 juin 1314 (5). Un maître avait été élu par les frè-res de S. Ladre : Jean Pèlerin, prêtre. Des difficultés s'élevè-rent, allant jusqu'à un procès auquel mit fin la transaction suivante.

En présence du prévôt d'Orléans et de frère Jean de Grand-pré, aumônier du roi, les frères de S.Ladre ratifiaient d'an-ciennes conventions rédigées autrefois par les frères et sœurs de l'hôtel et renonçaient à leur procès. En échange, Jean Pélerin se démettait des fonctions auxquelles on l'avait élu, bien qu'il eût été déjà présenté comme maître aux habitants d'Orléans assemblés aux halles et au prévôt. Les frères déci-daient qu'à l'avenir le maître et gouverneur de S.Ladre de-vrait être religieux de l'hôtel avant son élection. Aussitôt élu,

---

(1) C'est probablement de cette époque que date la déclaration des droits du doyenné d'Orléans où on lit : « Item instituciones et destituciones magis-trorum domorum Dei et S. Lazari in dicto decanatu ad ipsum decanum spectant, et tenentur dicti magistri reddere dicto decano compotum et racio-nem administracionum suarum. » — Cartulaire de Ste Croix. (*Mém. de la Soc. Arch*, tome XXX, p. 538).

La déclaration des biens de 1470 porte que la plus grande partie de l'enclos de 60 arpents est en censive de l'église d'Orléans, et qu'une masure voisine était tenue à cens du chapelain de la chapelle du Crucifix à Ste-Croix.

(2) Doc. XII.

(3) *Mém. de la Soc. Arch.*, t. XXXIV, pp. 209-210.

(4) Léon Le Grand. *Statuts d'hôtels-Dieu et de léproseries.* Paris. Picard. 1901. pp. 232-233, 242.

(5) Doc. XII.

il sera présenté à l'aumônier du roi qui l'acceptera s'il est digne et recevra son serment. En cas de désaccord au sujet de l'élection ou d'élection d'une personne impropre, les frères consentent que l'aumônier du roi puisse faire l'élu frère et l'instituer maître et gouverneur de l'hôtel sans autre intervention des frères. Le maître ni les frères ne pourront à l'avenir obliger la maison pour une somme supérieure à 100 livres sans l'assentiment de l'aumônier du roi et seulement pour le profit et nécessité de l'hôtel. L'agrément du même aumônier sera indispensable pour la réception des frères et sœurs de S. Ladre. Le maître rendra compte de sa gestion à tous les frères, ou à l'aumônier ou à son représentant. L'aumônier du roi ou son délégué pourra visiter et corriger la maison et ses habitants toutes les fois qu'il le jugera utile.

On demande au roi de confirmer cet accord et, « comme ladite meson soit fondée des biens donnez des prédecesseurs notre sire le Roy », de prendre en sa garde les personnes et les biens de la maladrerie.

Avant la fin du mois, un acte royal, daté de Paucourt (1), faisait droit à la double requête.

L'intervention du roi, par son aumônier, était conforme aux tendances politiques de l'époque. Peut-être faut il chercher là l'origine de la transformation notée plus haut. Jean Pélerin, prêtre, est démissionnaire de la maîtrise en 1314. En 1357, on trouve comme maître un certain Mᵉ Jean de Romilly, qui n'est pas qualifié prêtre, appelant d'une sentence de l'aumônier du duc d'Orléans (2). Y eut-il tentative de laïcisation de la maîtrise sous le contrôle de l'aumônier du Roi ? Les éléments d'information font défaut

(1) Au milieu de la forêt de Montargis.

(2) « Notum facimus quod causam appellacionis curie nostre, emisse per magistrum Johannem de Romiliaco. magistrum domus S. Lazari Aurelianensis racione certe sentencie per elemosinarium carissimi fratris nostri ducis Aurelianensis contra dictum magistrum et pro procuratore dicti carissimi fratris nostri lato, dicta curia nostra, partibus consentientibus, ad audientiam seu examen dicti carᵐⁱ fratris nostri ducis Aurelianensis seu ejus curie in diebus suis qui proximo pro ipso in ducatu suo tenebuntur remisit et remittit tenore presentium litterarum. Die XXVIII iulii » [1357]. — Arch. Nat. Xᶜᵃ 16 : 342 v°.

pour l'apprécier sûrement. Mais, si la tentative exista, le résultat n'en fut guère durable. Car, de la fin du xiv° siècle jusque vers le milieu du xvi°, ce sont des prêtres, religieux de l'hôtel, — pour plusieurs le dernier fait est prouvé par les documents, — qui se succèdent comme maîtres de S. Ladre (1), conformément à l'acte de 1314,

Sous le maître, le même acte nous montre 6 frères prêtres, 2 frères clercs. 2 frères lais et trois frères malades, sans compter les sœurs saines ou malades. Y avait-il dans la maison d'autres lépreux non qualifiés frères ou sœurs, ou tous recevaient-ils ces dénominations ? Il est impossible de le saisir dans les rares documents qui nous restent.

Sur les fonctions de ces diverses personnes, une ordonnance du 24 octobre 1391 (2), rendue par le grand aumônier de France, le célèbre Pierre d'Ailly, donne des renseignements très précis. Le maître doit avoir avec lui quatre prêtres, qui seront frères de l'hôtel S. Ladre et chanteront chaque jour, avec lui, les heures canoniales en la chapelle. Ils célèbreront les anniversaires fondés, et recevront du maître les distributions, s'il y en a. Chacun aura 4 livres 16 sous par. par an pour robe, boire, manger et gîte, dont 24 s. p. en argent pour la chaussure, et le surplus, soit 72 s. p., en étoffe et panne pour la robe. Le reste était donc payé en nature.

La robe du maître et des frères était de couleur noire et complètement fermée ; elle pouvait être fourrée de panne noire ou blanche. Le chapeau ou l'aumusse complétait l'habillement.

Les sœurs saines portaient, « en signe de religion » une coiffe de béguine à l'ancienne mode.

Frères et sœurs devaient obéissance au maître et la juraient lors de leur réception. Ils ne pouvaient sortir sans sa permission. Les sanctions, en cas d'infraction ou de faute, constituaient toute une échelle de peines, y compris la prison. Sans qu'il en soit question dans notre document, très concis, les cas tout-à fait graves devaient comporter, comme ail-

(1) Doc. XXI.
(2) Doc. XIV. — Cf. Le Grand. *Statuts*... pp. 242 et suiv.

leurs, l'exclusion temporaire ou définitive (1). En échange, la voie des doléances contre le maître était toujours ouverte devant l'aumônier du Roi ou ses représentants.

En ce qui concerne l'administration, le maître peut vendre les blés et les vins jusqu'à 6 livres parisis ; de 6 à 10 livres, la vente exige l'assistance d'un frère. Pour 10 livres et au-dessus, une délibération de la communauté est nécessaire. Le consentement des frères et sœurs est également indispensable pour bailler à rente ou à ferme les héritages de l'hôtel.

Sauf en l'absence de tout frère, les sœurs ne prenaient aucune part au gouvernement de la maison. Leur domaine était la lingerie.

L'un des frères était chargé de la dépense et avait une clé du pain et du vin, le maître en ayant une autre. Il devait rendre compte tous les huit jours, ou plus souvent, au gré du maître qui avait en charge, par inventaire, le linge et le ménage.

Le maître était tenu de rendre compte chaque année, au grand aumônier ou à ses commis, de la situation financière de l'établissement.

Telle était, à la fin du xiv° siècle, la règle intérieure de l'hôtel S. Ladre d'Orléans, en ce qui concerne le personnel dirigeant.

Il y avait encore dans l'hôtel une catégorie de personnes qui joua un rôle important dans la vie des léproseries, comme des Hôtels-Dieu, auxquels elles apportaient services et ressources. Ce sont les *donnés*. Tantôt ils devenaient frères et sœurs de la maison, tantôt ils en restaient distincts (2). A Orléans, ils paraissent incorporés sans exception à la communauté (3). Hommes et femmes se donnent, avec

______

(1) L. Le Grand. *Statuts*..... pp. 182, 185, 227, 243. — Lallemand. *Hist. de la Charité*, Paris, Picard. 1906 t. III. pp. 287 et suiv.

L'hypothèse que l'exclusion des lépreux se traduisait par leur isolement dans une cabane semble la seule plausible.

(2) Cf. Le Grand, *Statuts*... p. 207.

(3) On trouve, sans date, mention d'un maître Clément Mauger, qui s'était logé à l'hôtel S. Ladre, et qu'une sentence en exclut, parce qu'il n'a pas fait vœu de profession. — Arch. du Loiret II. 233 f° 7²°2.

tous leurs biens présents et à venir, à l'hôtel S. Ladre, pour y être frères ou sœurs, promettent obéissance au maître, et service et dévouement complets à l'établissement (1). Il y avait des *donnés* de toute condition : on trouvera, aux documents, les actes de donation d'un ancien curé, d'un serviteur de personnage important, d'un marchand de bétail, d'une veuve.

On recherchait avec soin les sujets capables de prendre en main, dans l'avenir, la direction de la maison. Tel est le cas de Martin Larousse. Le 13 juin 1399, demeurant alors à S. Mandé (2), au diocèse de Chartres, il se donne, avec tous ses biens meubles et immeubles, présents et à venir, à l'hôtel S. Ladre, « pour estre et demeurer frère et serviteur dudict hostel de Sainct Ladre ». Il gardera l'usufruit de ses biens toute sa vie, qu'il demeure ou non à la maladrerie. Dès qu'il s'y installera, il sera tenu d'y apporter ses meubles. Il ne pourra vendre ni transporter à nul autre « son pain qu'il a audit hostel comme frere d'icellui », sinon du consentement du maître et des frères et sœurs. Il se rendra, par obéissance, à tout appel des religieux. Il ne pourra demander aucun gage tant qu'il ne sera pas à l'hôtel. Enfin il ira « aux ordres a estre prestre » dès qu'il sera « aagé ». En retour on le retient au pain et à l'eau, qui lui sont présentés au chapitre tenu pour sa réception, et on l'admet aux bénéfices corporels et spirituels et aux us et coutumes du temps passé (3). En 1410 nous retrouvons ce Martin Larousse prêtre et religieux de S. Ladre (4). Dès le 2 février 1411, il en est prieur et maître, et encore le 17 avril 1415 (5).

Pas plus qu'ailleurs les religieux de S. Ladre, s'ils s'inspirent des conseils de S. Augustin (6), ne peuvent être appelés

(1) Doc. XIII.

(2) Loir-et-Cher, cⁿᵉ de Vievy-le-Rayé, arr. de Blois, cᵒⁿ d'Ouzouer-le-Marché.

(3) Arch. du Loiret II 205 : orig. s. parch.

(4) Ibid. II 233 : 521 vᵒ.

(5) Doc. XXI. — L'acte de 1415 (doc. VI) porte *Mathurin*. Tout porte à croire qu'il s'agit encore de Martin. Ce doit être une mauvaise lecture, entre tant d'autres, du copiste du xviᵉ siècle.

(6) L. Le Grand. *Statuts...* p. VI.

réellement Augustins. Ils ne dépendent d'aucune autre maison, ni d'une règle générale.

D'ailleurs, le lien qui les attache à l'établissement semble aisé à rompre. Le 13 octobre 1452, en chapitre de S. Ladre (1), Jean Cresté, religieux de l'hôtel, demande au maître un congé de dix ans, qui lui est accordé avec promesse de 7 livres tournois par an, pour l'aider à vivre. Il est stipulé que si, pendant ce temps, Cresté se transporte « en autre semblable ou plus estroite religion que celle dudit ostel S. Ladre » ou s'il obtient un bénéfice assurant son existence, la pension sera supprimée. Et c'est tout.

II. — Le ressort de la Maladrerie d'Orléans.

Il était naturel qu'on reçût dans les hôtels-Dieu tous les malades qui se présentaient, sans autre limite que la place disponible. Mais les lépreux, incurables, étaient une charge autrement lourde, puisqu'elle ne prenait fin qu'avec leur vie. Les maladreries durent donc restreindre les conditions de réception, sous peine de voir leurs ressources d'assistance immédiatement dépassées.

Au xiii° siècle, il ne semble pas que la maladrerie d'Orléans fût réservée aux habitants de la ville. On voit, en 1212, une malade de Chécy y être admise sans difficulté ni réserve d'aucune sorte. Est-ce qu'alors la Maison Peinte, dont il sera parlé plus loin, n'existe pas, ou l'état prospère de l'établissement permet-il de recevoir ceux qui se présentent, surtout apportant avec eux tous leurs biens (2) ? Il est impossible de résoudre la question.

Bientôt, probablement à la suite des ruines accumulées par

(1) Présents messire Pierre Le Vannier, maître et administrateur, Jean Cresté, religieux, Vincent Léberge et Jean de Villiers, novices de l'hôtel. (Min. Chauvreux. Ét. Joblin). — Comme Cresté, Jean de Villiers fut plus tard maître. Cf. Doc. XXI.

(2) Dans le diocèse de Paris, lorsqu'il y avait de la place, les lépreux étrangers étaient admis, mais à titre onéreux. — L. Le Grand. *Les Maisons-Dieu et léproseries du diocèse de Paris...* (*Mém. de la Soc. de l'Histoire de Paris* t. XXV) p. 116.

la guerre de Cent Ans, l'hôtel S. Ladre est contraint d'y regarder de plus près.

A Paris, c'est en 1372 qu'une ordonnance royale (1) expulse de la ville tous les lépreux qui n'y sont pas nés, et les renvoie dans leur lieu d'origine, dont les maladreries doivent les recevoir. Peu d'années plus tard, en 1403, les statuts synodaux de Soissons (2) invitent les curés à prier leurs paroissiens de ne pas porter leurs aumônes aux lépreux des villes.

La localisation des lépreux est donc alors tout-à-fait de règle. Un procès du début du xv siècle va nous montrer, pour Orléans, la solution des difficultés qui en résultent.

Un paveur, Jean Porcher, atteint de la lèpre, demande son admission à l'hôtel S. Ladre. Il essuie un refus. A sa prétention de contraindre par justice la maladrerie à le recevoir, — et il semble qu'il y entra de force, — celle-ci objectait que Porcher était né dans les faubourgs d'Orléans et non dans la ville, pour les lépreux de laquelle leur maison avait été fondée. Plusieurs fois des gens du Portereau ou des faubourgs avaient sollicité leur réception, mais sans succès, et ils avaient été envoyés à la Maison Peinte. D'ailleurs, les revenus de l'hôtel S. Ladre ne sauraient suffire à entretenir tous les lépreux d'Orléans et des faubourgs, et, à supposer qu'autrefois on eût admis les lépreux des faubourgs, ce n'avait été que les natifs de l'intérieur des barrières.

Le duc et les habitants d'Orléans, et les amis qui s'étaient joints à la cause de Porcher répondaient que les faubourgs étaient compris sous le nom de la ville d'Orléans et ne formaient de tout temps avec elle qu'un seul corps; que, d'ailleurs, maître et frères ne voulaient pas de malades pour jouir des revenus et étaient installés là avec femmes et enfants, et que la maison avait besoin d'une bonne réforme (3).

---

(1) *Ordonnances*, t. V, p. 451. — L'ordonnance dit exécuter en cela les « privillèges, ordonnances et estatus anciens » de Paris.

(2) *Veterum Scriptorum Amplissima Collectio*, t. VIII, col. 1548.

(3) Le 3 juin 1404, une ordonnance de Charles VI avait prescrit une enquête sur les maladreries, accusant les maîtres de ne pas bien nourrir les lépreux, de s'appliquer les revenus et de ne pas faire les réparations. — *Ordonnances*, t. IX : 9.

S. Ladre répliquait que le revenu de l'hôtel ne dépassait guère cent livres et que ce procès n'avait pour but que d'étayer un autre procès pendant à Orléans ; que les gens de l'hôtel se comportaient très honnêtement ; que la ville était limitée par les murailles et qu'il était constant que les lépreux des faubourgs étaient envoyés à la Maison Peinte (on pourrait en nommer trois) (1). Porcher demeure hors des barrières, il n'est même pas des faubourgs, et, si on l'acceptait, plus de vingt-six malades exigeraient leur admission.

Les gens d'Orléans persistaient dans leurs affirmations, disant que les barrières ne limitaient pas les faubourgs, mais ne servaient qu'à la perception des barrages et que la Maison Peinte était affectée aux lépreux des villages vivant d'aumône et aux étrangers (2).

Tel était l'état du différend le 29 juillet 1410 (3).

La Maison Pointe ou Peinte était située (4) en la paroisse de Saran vers l'intersection de l'ancienne route de **Chartres** et de la nouvelle route de **Paris**, tout près du lieu où s'élève la chapelle de N.-D. des Aydes (5). En 1486, elle abritait 9 lépreux (5 hommes et 4 femmes) (6). Il y en avait quinze en 1511 (7). La Maison Peinte fut abattue entre 1544 (8) et

(1) De même, à Arras,, il y avait la léproserie de Grantval pour les natifs d'Arras ayant de quoi vivre, celle de Miolans pour la même catégorie de malades non originaires de la ville, enfin celle des Malandeaux pour les autres et pour les lépreux vivant d'aumône. — L. Le Grand. *Les Maisons-Dieu et léproseries du diocèse de Paris...* p. 108.

(2) Un siècle plus tard, du moins, c'était inexact. Au début de 1516, la ville paie l'exécuteur des hautes œuvres « pour avoir mis hors de la malladerie de la Maison Paincte Gencien Macon, malade de lespre, et l'avoir envoyé au pays de Beauce dont il estoit natif ». Arch. d'Orléans CC. 567 : 175.

(3) Arch. Nat. S 4861. Copie collationnée sur parchemin (xviiie s.).

(4) « Les maisons et ediffices de la Maison Pointe, esquelles les hommes et femmes malades de la malladie de lèpre font leur demourrance, en la parroisse de Saran, abutant sur le chemin par ou l'en va d'Orléans à Paris, et par derrière sur le chemin par ou l'en va d'Orléans à Chartres ». Avril 1462. — Min. Chauvreux. Ét. Gaullier.

(5) Arch. du Loiret H 233 : 324. — Un chemin allait de la Maison Pointe à Fleury : c'est l'actuelle rue du Onze-Octobre. (Min. Blanchart. Ét. Joblin : 21 mai 1530).

(6) 5 janvier 1486 (n. st.). Min. Chenu. Ét. Gaullier.

(7) 17 août 1511. Min. B. Martin. Ét. Berlencourt.

(8) On trouve encore, le 3 avril 1544 (n. st.) un homme qualifié lépreux

1557, et l'hôtel S. Ladre dut alors hospitaliser trois des lépreux qui y étaient logés (1).

Les difficultés au sujet de la réception des Porcher, — un frère de Jean, du même prénom, avait entre temps demandé son admission — prirent fin par une transaction du 17 avril 1415 (2) entre la ville d'Orléans et l'hôtel S. Ladre. Dorénavant les habitants d'Orléans et des faubourgs frappés *de la lèpre seront admis à l'hôtel s'ils son nés dans les limites* suivantes : de la porte Bourgogne (3) à la barrière située auprès de la Chapelle St-Aignan (4) et de celle-ci à la Loire ; de là à la rue au Cheverier (5), puis de celle-ci à l'église S.-Paterne ; d'une maison située en face de S.-Paterne, de l'autre coté de la route, à la porte Renard (6) ; de la porte Renard à la Croix-Morin et de là à la Loire, en comprenant toutes les maisons de la paroisse S.-Paul. Il est intéressant de constater que ces limites seront, pour la partie orientale, le tracé de la nouvelle enceinte.

Par exception, et sans préjudice pour l'avenir, les frères Porcher, bien que n'étant pas nés dans ces limites, étaient admis à l'hôtel S. Ladre, mais pour la portion d'un frère *seulement*.

Ce qui paraît, au premier abord, une âpre défense de leur droit cédait donc à l'occasion, chez les frères de S. Ladre, aux impulsions d'une plus condescendante charité.

Dans le petit nombre de documents parvenus jusqu'à nous, se rencontre, en 1514 [7], un autre exemple de cette condescendance. Les parents d'un lépreux sollicitaient son admission à l'hôtel S. Ladre, disant qu'il était né à Orléans. Les

« en la malladerie et aulmosne de N.-D. des Aydes lez Orléans ». — Min. Mesnager. Et. Joblin.

(1) 11 février 1558 (n. st.). Composition entre S. Ladre et la ville d'Orléans. — Min. Provenchère. Et. Joblin, et Délibérations de ville : 1 avril 1557.

(2) Doc. XV.

(3) L'ancienne porte, entre la rue S. Étienne et la rue du Bourdon-Blanc.

(4) Depuis église N.-D. du Chemin, disparue.

(5) Vers la venelle Chevassier.

(6) Sur la place exacte de cette porte, voir mon travail *La Maison de Jeanne d'Arc à Orléans*. Orléans. Marron. 1909. p. 9.

(7) 16 janvier 1514. Min. Rousseau. Et. Joblin. — Doc. XVII.

religieux objectaient qu'ils n'y étaient nullement tenus, car
il n'apportait aucune preuve que son père et sa mère fussent natifs d'Orléans : condition indispensable (1). Mais, mûs
de pitié et considérant le petit nombre de leurs malades, ré-
servant d'ailleurs tous leurs droits, ils consentirent à l'ad-
mettre. Bien entendu, ce lépreux apportait tous ses biens.

Parfois (2), l'hôtel S. Ladre, ne voulant pas créer un précédent, préférait servir une rente à un lépreux pour l'aider à
vivre ailleurs.

Il y avait aussi la ressource des maladreries dépendantes
de S. Ladre ; et cette solution sauvegardait encore mieux le
principe. C'est ainsi, qu'en 1506, un vigneron de Saint-Marceau, Jean Ferté, suspect de lèpre, se présente à S. Ladre.
Il demande, s'il est reconnu lépreux, d'y être reçu, mais sans
qu'on prenne rien de ses biens et héritages qui seront laissés
à sa femme et à ses enfants. Le maître répond qu'il ne veut
rien de ses biens, mais ne peut le recevoir, une charte ancienne ne le forçant à prendre que les habitants d'Orléans,
et exceptant expressément Saint-Marceau. Mais mû de pitié,
et à la prière de plusieurs gens de bien, il lui désigne, en cas
de lèpre déclarée, la maladrerie de Chécy, où il lui promet
60 sous tournois et un tonneau de vin moitié de blanc, moitié de clairet tous les trois mois, ou 60 sous tournois pour le
vin, au choix de Ferté. Au reste, il pourra quêter par les
villages comme les autres malades de Chécy.

Jean Ferté déclare ne rien réclamer de plus (3).

(1) V., aux pièces Justificatives (XIX), une réception de lépreux dans les
conditions régulières. Au moins l'un des parents doit être né à Orléans

(2) 13 juillet 1530. — « V. et d. personne m° Aignan Maumeron, prestre,
religieux de l'hostel et maison S. Ladre lez Orléans, au nom et comme soy
disant procureur, dudict hostel et maison S. Ladre, confesse, oudit nom de
procureur, avoir promis et promet par ces presentes a Jehan Courau le jeune,
malsde de lespre, demourant en la paroisse S. Marceau, présent, stipulant
et acceptant, de luy doresnavant par chacun an, durant la vie dudict Courau,
paier et bailler le XIIIme jour de juillet, la somme de XIII l. t. pour luy
ayder a vivre et avoir ses necessitez durant sadicte vie en aultre lieu que
oudit hostel et maison S Ladre ». Il lui paie 13 livres pour cette année. —
Min. Blanchart. Ét. Joblin.

(3) 10 août 1506. — Min. Rousseau. Ét. Joblin.

III. — La réception des lépreux.

La lèpre, horrible maladie actuellement inconnue dans nos pays, exista dans les temps antérieurs au Moyen-Age. Aucun témoignage historique ne fait même allusion à une recrudescence de ce mal à la suite des croisades (1). Si, vers le XIIe siècle, il est plus souvent parlé des maladreries, c'est qu'à cette époque seulement on commence à avoir des documents écrits un peu plus nombreux sur les institutions de tout ordre. Les léproseries dont on a la date de fondation remontent pour la plupart à une époque bien antérieure au XIe siècle. Pour les autres, « le texte d'une donation révèle tout à coup leur existence sans fournir de détails sur la date de leur création (2) ». C'est le cas pour S. Ladre d'Orléans, nous l'avons vu.

D'ailleurs, dès 549, le cinquième concile d'Orléans charge les évêques du soulagement des pauvres contaminés par la lèpre. Le concile de Lyon, en 583, décrète que les lépreux doivent être nourris et entretenus aux frais de l'Église « pour les empêcher de circuler par tout le pays, *ut illis per alias civitates vagandi licentia denegetur* (3). » Un capitulaire de 789 leur défend de se mêler au reste de la population (4).

Affection bacillaire comme la tuberculose, mais accompagnée d'accidents extérieurs répugnants ou épouvantables, la lèpre est en effet essentiellement contagieuse. L'isolement des lépreux s'imposait donc d'une façon absolue dans l'intérêt général. Aussi, dès que l'affreux mal est dûment reconnu, le malade doit-il demander son admission dans une léproserie.

(1) C'est au XVIIIe siècle, dans un but facile à deviner, que cette opinion se fait jour. — L. Le Grand. *Les Maisons-Dieu et léproseries du diocèse de Paris...* p. 92.

(2) Lallemand. *Histoire de la Charité*, t. III, p. 233.

(3) Mansi. *Concilia* IX, 134, 943.

(4) « De leprosis, ut se non intermisceant alio populo ». Baluze, *Capitularia*, I, 243. — En 1368, les statuts de Chartres portent un art. XXXIV ainsi conçu : « Inhibeatur leprosis ne villas intrent. » *Amplissima Collectio*, t. VII, p. 1363.

La constatation de la maladie est accompagnée de toutes les garanties possibles. Comme le dit excellemment l'official de Verdun, il est également criminel de séquestrer une personne saine ou de laisser en circulation un lépreux caractérisé (1). Les statuts du diocèse d'Orléans, édictés par Milon de Chailly au synode d'automne 1314, pour éviter toute tentative d'interposition de personne, font accompagner le malade suspect par deux paroissiens qui prêtent serment devant le curé et les gagers de l'église ; ils l'assistent à la visite de médecins expérimentés, le font examiner soigneusement et rapportent à l'évêque un certificat (2).

L'avocat de S. Ladre d'Orléans au procès de 1410 dit des lépreux que, « quant ilz y peuvent ou doibvent estre receus, il convient qu'ils soient presens, approuvez, et se font approuver à Chartres ou à Sens, et en doibvent apporter certificacion a l'evesque ou a son official » (3). Il est peu croyable qu'il y ait eu à Sens et à Chartres, et non à Orléans, des médecins capables. Cherchait-on là une garantie d'impartialité ou de secret? De même on voit, en 1401, un lépreux de Montargis, alors du diocèse de Sens, se rendre à Troyes pour être examiné (4).

Cependant l'avocat orléanais Macé Texier, en 1495, est visité à Orléans. Reconnu malade, il lui est interdit par le Parlement de communiquer avec ses collègues (5).

Ensuite, le lépreux reconnu tel, « il convient que les solemnitez soient gardées, c'est assavoir que l'en luy chante une messe à sa parroisse (6) ».

Cette messe était probablement, comme ailleurs, soit une messe de *Requiem* soit une messe du S. Esprit.

L'imagination romantique, avec sa maladive concupiscence de l'horrible, s'est donné libre carrière au sujet de cette messe qui consacrait la séparation du lépreux du reste

(1) Lallemand. *Histoire de la Charité*, t. III, p. 274.
(2) *Amplissima Collectio*, t. VII, col. 1286.
(3) Arh Nat. S 4864.
(4) Le Grand. *Les Maisons-Dieu et léproseries du diocèse de Paris...* p. 131. — Il devait rapporter un certificat à l'official de Sens.
(5) Arch. Nat. X¹ᵃ 8323 : 376.
(6) Arch. Nat. S. 4864.

du monde. Elle n'a, comme à son ordinaire, rien compris au sens profond des cérémonies adoptées; une sensibilité exaspérée était incapable de distinguer les très précises et très maternelles consolations de la liturgie catholique (1). La lèpre était une terrible épreuve ne finissant qu'avec la vie. Pouvait-il être rien de plus délicatement chrétien que de l'assimiler à l'épreuve acceptée par ceux et celles qui se vouent à l'expiation volontaire en se donnant à Dieu. Et c'est un cérémonial très analogue à celui de la consécration des vierges (2) qui se déroule pour la séparation des lépreux.

Rien, d'ailleurs, ne permet de croire que ce cérémonial ait été en usage à Orléans

Après la messe, le lépreux était conduit à la porte de la maladrerie. Il y trouvait présents le maître et les frères en surplis. Et le dialogue suivant s'engageait. A la question du maître : « Mon ami, que demandez-vous? », le lépreux répondait :« Je demande le pain, l'eau et la fraternité (3) de l'église de céans ». Et le maître : « Et pourquoi le demandez-vous? — Pour ce que je suis natif (4) d'Orléans ». Les dires du malade étant confirmés par les gagers de la paroisse ou autres paroissiens présents, le maître concluait : « Mon ami, vous avez demandé le pain, l'eau et la fraternité de l'église de céans; je la vous donne et accorde ». Accueil plein de charité chrétienne et d'humaine compassion, combien éloigné du glacial formalisme administratif.

Le maître avertissait alors le lépreux que la maison était sous le vocable de S. Ladre et que lui-même et les frères

---

(1) M. Eugène Vignat (*Les lépreux et les chevaliers de S. Lazare de Jérusalem et de N.-D. du Mont Carmel*, Orléans, 1884. *passim*) a largement sacrifié à cette faiblesse contemporaine de sa jeunesse. Son excellent travail en est tout défiguré.

M. Lallemand (*Hist. de la Charité*, t. III. p. 279) proteste contre un mot de lui relatif à la cérémonie qui nous occupe, mais en ayant la charité de ne pas le nommer.

(2) Cf. la comparaison des deux offices dans Lallemand, *op. cit.* pp. 279-283.

(3) Doit-on en conclure qu'à S. Ladre tout lépreux devenait frère ? Il y a apparence.

(4) « Nez et estans de postérité en ladicte ville », dit notre document XV dans le même sens. L'un des parents, au moins, devait être né à Orléans (Doc. XIX).

prêtres et clercs y célébraient quotidiennement le service divin, auquel le malade prendrait part pour le salut de son âme et pour les lépreux de la ville et de la banlieue d'Orléans. Conduit à la porte de l'église, il prêtait sur l'Évangile serment « de porter honneur, révérence avec toute obéissance, le dommage fuir et éviter dudit hôtel, mais le bien et profit croître et augmenter à son pouvoir ». Dans l'église on lui montrait la place qu'il devait occuper à l'exclusion de toute autre. Enfin on l'introduisait dans la maison, on lui faisait voir les limites qu'il ne devait pas franchir sans la permission du maître. S'il sortait, il devait dire à ce dernier où il allait et à quelle heure il serait de retour (1).

IV.—Biens des lépreux. Leur statut matrimonial.

Le malade admis dans la léproserie devait apporter un lit avec couverture et draps, des nappes, des pots, poêlons, pintes et autres ustensiles de ménage; le tout restait la propriété de l'hôtel après sa mort.

Il devait faire au maître la déclaration de tous ses biens et ne pouvait plus les vendre : c'était l'héritage futur de la maladrerie (2). Bien plus, le maître pouvait obtenir rescision d'un contrat de vente consenti par le malade depuis qu'il était suspect(3).

Divers documents nous montrent clairement la condition des biens des lépreux dans la pratique.

Une lépreuse de Chécy allait être admise à S. Ladre. Le prieur et les frères soutenaient que tous ses biens, d'après l'usage observé à Orléans et à Chécy, devaient appartenir à l'hôtel; le frère et la sœur de la malade protestaient. Le

(1) Doc. XVI.

(2) Robert Brissart, lépreux, entrant à S. Ladre le 5 août 1550, a déclaré que son père, en mourant, ne lui avait laissé aucun héritage, et sa mère seulement quelques biens à Bucy-St-Liphard saisis par une créancière : il délaissait ses droits en faveur de S. Ladre. Le 28 mai 1552, il vend à son frère Charles le tiers d'une maison et dix arpents de terre. S. Ladre, le 12 juin 1552, transige avec Charles pour 9 livres 4 sous tournois. — Min. Mesnager. Étude Joblin.

(3) Doc. XVI.

doyen Manassès, en vertu des sentences épiscopales anté-
rieures confirmées par les délégués du légat, jugea que
l'usage et la coutume étaient prouvés et que tous les biens
de la malade devaient appartenir à l'hôtel (décembre 1242) (1).

C'était le droit strict lorsqu'il n'y avait que des héritiers
collatéraux, et encore pouvait-on transiger (2). Mais les
droits de l'épouse peuvent être sauvegardés, en fait du moins,
comme le montre un acte un peu antérieur. Le 1ᵉʳ octobre
1240, les archidiacres de Sologne et de Sully, les doyens de
Meung et de S.-Pierre-Empont et le chevecier de S.-Avit,
jugeant le différend entre S. Ladre et la femme de Jean
Sousmur, lépreux, confirment une sentence épiscopale (3)
attribuant seulement à S. Ladre le tiers des meubles, la
moitié des héritages et le tiers des conquêts.

Pour le cas où le lépreux a des enfants, nous n'avons
jusqu'ici pour Orléans qu'un acte d'époque tardive. Le
4 mai 1514 (4), en échange de rentes et d'une somme de trente
livres une fois payée, la maison de S. Ladre abandonne à la
femme et aux huit enfants d'Étienne de Saint-Mesmin, tout

(1) Doc. VII. — Bien entendu l'hôtel S. Ladre prenait la place du malade
pour l'exécution des charges de la propriété. V. Doc. X.

(2) Les tuteurs de Denis Tronchet obtiennent l'entrée de Denis à S. Ladre,
« offrans iceuls tuteurs, comme faire le devoient, le leur amener et baillier
et leur délaisser tous ses biens meubles et immeubles quelzconques pour
avoir lieu et demourance oudict hostel, ainsi qu'il appartenoit pour cause de
ladicte maladie ». Les frères de S. Ladre acceptent et cèdent au beau-frère
et à la sœur de Denis tous les biens pour une rente de 22 s. p. — 31 mars
1484 (n. st.). Arch. de l'Hôtel-Dieu d'Orléans IV B. 2.

(3) Arch. du Loiret II 233 : fᵒ 133 vᵒ. — Il y a une grande analogie de
procédure ici et dans le cas précédent. On peu penser que les cinq person-
nages ecclésiastiques nommés ici sont les délégués du légat visés dans la
sentence de 1242.

(4) Min. Rousseau. Ét. Joblin. — Ét. de S. Mesmin, teinturier naguère
demeurant à Beaugency, admis à S. Ladre, fait don à l'hôtel de 28 sous p. de
rente sur deux maisons « moyennant que lesdiz de S. Ladre... ont receu en
ladicte maison de S. Ladre ledit Estienne de S. Mesmin et promis de le tenir,
nourrir, gouverner, vestir et entretenir doresenavant durant sa vie comme ilz
font les autres malades de ladicte maison, et que, pour la pitié d'icelluy de
S. Mesmin, de sa femme et enflans, montant a huit enflans », ils remettent
à la femme et aux enfants tous les héritages dudit Étienne « qui leur
devoient appartenir et leur estoient acquis par la réception qu'ils ont faicte
de sa personne en ladicte maison, ainsi que la coustume est de ce faire ».
Étienne paiera 30 livres tournois pour sa réception.

droit aux biens de ce dernier, qu'elle promet de garder et
nourrir en l'hôtel, sa vie durant. Ici encore, il s'agit d'un
arrangement de fait et qui est présenté comme une déroga-
tion au droit strict, qui portait évidemment sur tous les
biens du lépreux, l'hôtel S. Ladre n'étant pas destiné aux
indigents.

Nous devons nous contenter de ces indications, faute de
mieux.

En ce qui concerne le mariage des lépreux, l'Église ne
varie jamais. L'indissolubilité du lien conjugal, la cohabitation ou au moins la continence des époux, l'autorisation de
se marier aux lépreux qui ne peuvent garder la continence :
telle est la règle, .

Les usages civils, au contraire, varient avec les temps et
les régions. La séparation des époux avec restitution de la
dot, la défense de cohabitation, l'interdiction du mariage
sont fréquentes (1). Tandis qu'en 1451, à Fribourg, on chasse
du territoire le lépreux qui se marie ou qu'à Lille on l'exclut à jamais de la léproserie, à Orléans, le 6 mai 1450, nous
avons le contrat de mariage d'un lépreux ; et ce n'est qu'un
exemple entre plusieurs. Ce jour-là Henri Le Fièvre, natif de
Guillerville en Beauce, lépreux, demeurant à la Maison-Peinte,
promet d'épouser Jeannette, veuve de Simon de Lyonart, de
la paroisse d'Ormes. Il lui constitue un marc d'argent de
douaire s'ils n'ont pas d'enfants ; s'ils en ont, la constitution
de douaire sera nulle (2). Fut-il exclu de S. Ladre? On
l'ignore.

Il est vraisemblable que le degré de la maladie jouait un
rôle capital dans la législation du mariage des lépreux.

V. — Le régime des lépreux à S. Ladre d'Orléans.

Nous n'avons à ce sujet que des renseignements d'une
époque tardive. Mais ils sont des plus complets (3).

(1) L. Lallemand. *Histoire de la Charité*, t III, p. 236-237. — On trouvera, dans cet excellent ouvrage, des éclaircissements sur d'autres points
de la condition juridique des lépreux.

(2) Min. Chauvreux. Ét. Joblin.

(3) Cf. Le Grand. *Statuts*, pp. 186-187, 219-220, 239.

En 1526, six lépreux, — deux hommes et quatre femmes, hospitalisés à S. Ladre, se plaignirent que le régime de la maison était insuffisant. L'official d'Orléans, l'élu Fr. Vaillant, lieutenant du prévôt et commissaire royal pour la réformation et la visite des hôpitaux et maladreries du duché, et le procureur du Roi Escoréol, accompagnés d'une délégation d'échevins, vinrent interroger les malades et, quinze jours plus tard, rendirent (1) une ordonnance réglant le régime intérieur de l'hôtel S. Ladre de la façon suivante :

Chaque jour tout malade devait recevoir un pain de 36 onces (2) bien cuit et d'aussi bon froment que celui des religieux : on cuira deux fois par semaine (3). Chacun aurait par jour : les hommes, 3 chopines de vin (4) ; les femmes, une pinte à la grande mesure. Tout le pain et la moitié du vin étaient donnés au premier coup de prime, l'autre moitié du vin au premier coup de vêpres par le vicaire du maître.

L'allocation hebdomadaire pour sa pitance était portée pour chacun à 5 sous tournois, sur la réclamation des malades (5).

Chaque année, au lieu d'un boisseau, ils recevraient désormais deux boisseaux de sel, l'un à Noël, l'autre à la Saint-Jean, outre le sel nécessaire au salage de leur pourceau.

Chacun, à la saison d'hiver, aurait droit à une moitié de porc de la valeur de 40 sous tournois. Le maître devait faire

---

(1) *L'avocat du Roi, Pierre Le Berruyer, se joignit aux autres gens du Roi pour la promulgation de l'ordonnance.*

(2) Il ne sera pas sans intérêt de donner, d'après un document contemporain (Arch. de l'Hôtel-Dieu IV. B. 7), les évaluations de ces diverses fournitures.

Les 36 onces de pain, faisant par an 20 mines, valent, à 100 s. t. le muids de blé, 8 liv. 6. s. 8 d. t.

(3) On s'était plaint de la mauvaise qualité du pain pendant une période récente.

(4) A 6. d. t. = 22 liv. 15 s. t. l'an.

(5) Cette pitance s'augmentait-elle par testament ? Du moins, nous en avons un exemple pour la Maison Pointe. Un article du testament de Iean Petau, marchand bourgeois d'Orléans (20 janvier 1522 n. st.) porte : « Item donne a tous les mallades de lespre de la maison peinte a chacun cinq solz tournois pour une foiz paier ». — Min. Blanchart. Ét. Joblin.

tuer le porc, le faire saler en pots séparés et porter dans chaque maison de lépreux, le tout à ses frais.

Pour son chauffage, le malade recevait annuellement douze charretées à deux chevaux ou huit charretées à trois chevaux de bois sec, deux de bois vert et un cent de fagots (1). l'our son vêtement, son linge et les onguents nécessités par sa maladie, les sommes de 70 sous t. pour les hommes et de 50 sous pour les femmes, étaient portées à 100 et 70 sous t. par an, sauf diminution des revenus de l'hôtel ou multiplication des malades ; ces sommes se payaient à la S. Martin d'hiver.

Pour l'éclairage, chacun recevait 4 livres de chandelle de suif et deux mesures d'huile de noix (2).

A carême prenant, c'est-à-dire au mardi gras, c'était une demi-mine de pois et autant de fèves; comme condiments : 3 trochets d'oignons au lieu de 2, une jalaie de verjus et 3 pintes, au lieu d'une tierce, de vinaigre; comme douceurs : une livre au lieu d'une demi-livre de raisin, et de même pour les figues; enfin, comme épices, une once de poudre et deux tréaux de safran au lieu d'un.

Aux fêtes du lundi de Pâques et de S. Louis, au lieu d'une épaule de mouton à manger en commun, les lépreux avaient droit à deux épaules, une pour les hommes, l'autre pour les femmes, à manger en commun « chacun en leur maison », outre leur ordinaire.

Aux vendanges, au lieu d'une panerée de raisin et d'une pièce de bœuf, ils auraient deux panerées, une pour chaque sexe, et de même deux pièces de bœuf, chacune de 2 sous tournois.

Ils n'ont plus qu'un boisseau de farine à carême prenant, moitié pour les hommes, moitié pour les femmes, celui qu'ils recevaient aux vigiles de Noël et de Pâques étant supprimé. Mais on ajoute une tierce de vin blanc à partager par moitié. Le même jour, ils reçoivent aussi chacun une demi-poule lardée ou, à son défaut, 18 deniers tournois, et, au lieu d'une

(1) L'autre document donne 15 cents de bois à 8 s. t. = 6 livres tournois par an et le cent de fagots à 20 s. t.
(2) La chandelle à 20 d. t. = 6 s. 8 d. t. L'huile valait 4 s 6 d.

tierce de vin blanc pour tous, une pinte de vin blanc pour chaque sexe, à boire en commun et outre l'ordinaire.

La veille des Rois le don d'un liard par tête est porté à 3 deniers tournois pour avoir un gâteau; à la Chandeleur, chacun a droit à un cierge bénit (1) pesant une once.

On supprimait, à dix-sept fêtes, la chopine de vin supplémentaire accordée à chacun, mais on maintenait, à huit grandes solennités, la distribution d'un karolus outre la pension ordinaire.

La veille de la Toussaint, chacun reçoit un hareng frais, ou, si la poissonnerie en manque, 4 deniers tournois.

Auparavant, le lundi de Pâques, aux fêtes de St Clet et de Ste Marthe, le vendredi du Lazare (2), — fêtes solennelles du lieu, — des femmes quêtaient à la porte de l'église, et les sommes recueillies étaient partagées entre les lépreux. Il est désormais stipulé que les offrandes faites à la porte ou à l'intérieur de l'église appartiendront au maître.

L'ordonnance se termine par des dispositions relatives à la culture des vignes et des jardins de l'hôtel (3), à l'entretien des immeubles et au service extérieur des malades. A ce dernier sont affectées deux femmes, âgées de plus de cinquante ans, choisies par le maître qui est tenu de les nourrir et de les payer directement. Elles vont aux provisions et font la lessive, l'une étant affectée au service des hommes, l'autre à celui des femmes. Elles doivent porter au côté de la poitrine un cœur de drap rouge.

A la mort des malades, leurs meubles ne pourront être vendus par le maître qu'aux malades de la maison.

Il y aura des clôtures bien distinctes séparant les hommes des femmes, et un portier gardera la porte pour que les malades ne puissent sortir; il l'ouvrira aux femmes de service et la fermera sur elles.

Le maître devra, en personne ou par un des religieux, visiter les malades chaque jour après matines, après la grand'-

____

(1) Ou 5 d. t.

(2) Vendredi de la quatrième semaine de carême.

(3) La façon du jardin de chaque lépreux est évaluée à 5 s. t. dans le document correspondant.

messe et après vêpres et s'enquérir s'ils **ont besoin de** consolations spirituelles ou corporelles (1).

Le maître et ses gens ne molesteront ni n'injurieront les malades, ceux-ci devant **en** retour honorer le maître et les frères religieux, et **obéir au** premier (2).

VI. — La réforme et la fin de la Léproserie d'Orléans.

L'ordonnance qui vient d'être exposée en détail se rattache au mouvement général de réforme qui, par nécessité, va dénaturer les institutions hospitalières en substituant à la charité défaillante l'insensible et mécanique administration.

Trop de causes morales, économiques et sociales concouraient, sous François 1, à tarir les sources profondes de la charité chrétienne. La contagion des idées luthériennes acheva d'apporter le trouble dans les institutions qui nous occupent. On a des textes précis qui révèlent l'étonnement inquiet des prétendus réformateurs devant les résultats en Allemagne de leur apologie de la liberté principe. Citons seulement Luther : « dès qu'on leur fait entendre le mot de liberté, ils ne parlent plus d'autre chose et s'en servent pour se refuser à l'accomplissement de toute espèce de devoir. Si je suis libre, disent-ils, je puis donc faire ce que bon me semble, et, si ce n'est point par les œuvres que l'on se sauve, pourquoi m'imposerais-je des privations pour faire, par exemple, l'aumône aux pauvres (3). » De vrais et sincères réformateurs, en présence de tels résultats, y eussent vu la condamnation de leurs principes et fait machine arrière. Mais il s'agissait bien de cela. Après avoir obtenu la satisfaction de leurs passions d'esprit et de chair, les hérésiarques, prison-

______

(1) On n'a que la mention d'un « instrument par Nicole Le Vesville qu'il a enquis les malades dudit hostel de l'estat de leurs consciences, et qu'il leur a faict plusieurs remonstrances salutaires, et demandé s'ilz estoient traictez et nourriz selon leurs ordonnances, et aultres Inquisitions ». 6 septembre 1530. — Arch. du Loiret II 233 : 143.

(2) Doc. XVIII.

(3) Lallemand. *Histoire de la Charité*, t. IV — 1re partie, p. **5**, d'après Dœllinger. *La Réforme*, t. I, p. 296.

niers de la doctrine forgée pour leur propre justification, durent sacrifier aux passions populaires, par eux déchaînées, jusqu'aux derniers débris des institutions chrétiennes.

En France, le roi veillait. Mais les ordonnances succédant aux ordonnances restèrent sans action sur un esprit public déjà déchristianisé.

De graves désordres nécessitaient une sérieuse réforme dans les léproseries.

Le 7 août 1543, un évêque d'Orléans, Antoine Sanguin, cardinal de Meudon, était nommé grand aumônier du roi. Sur son rapport fut rendu l'édit royal du 19 décembre suivant, qui s'attaquait au mal vigoureusement dénoncé (1), et prescrivait une enquête générale par les juges ordinaires dans tout le ressort du parlement de Paris. Les enquêteurs devaient, par titres et tous moyens d'information, se rendre compte du revenu annuel des maladreries, des aliénations et pertes imputables aux administrateurs, des noms et qualités de ces derniers et de leur résidence, savoir à qui ils rendent compte et de quelle année date leur dernier compte, qu'ils se feraient représenter. Ils devaient envoyer dans les six semaines les deniers comptés et leurs procès-verbaux au procureur général du Roi au Parlement. A la place des administrateurs destitués, s'il en est besoin, ces juges nommeront deux bons bourgeois qui percevront les revenus et distribueront aux lépreux à différents termes les sommes fixées par le grand aumônier. Ce dernier décidera aussi, d'après l'enquête, quel nombre de lépreux chaque maladrerie peut nourrir, en préférant ceux du lieu et leur interdisant désormais de mendier.

On ignore si l'hôtel S. Ladre méritait quelques-uns des re-

(1)« ... les fondations ont esté interverties, les titres et chartes perdues ou dérobées par les administrateurs et gouverneurs desdites maladeries, incurieux de leurs charges, qui ne résident aucunement sur les lieux, baillent les fruits et revenus desdites maladeries à ferme, délaissent les édifices en ruines et décadences, chassent et estranglent les pauvres malades et lépreux ou leur font tel et si mauvais traitement qu'ils sont contraints d'abandonner le lieu et se rendre mendians par les villes et villages, retournent à la communauté et fréquentation des hommes, font plusieurs autres aliénations des revenus, biens et héritages desdites maladeries à leurs enfans, parens ou amis, et autres infinis abus..... ». — Isambert. *Recueil général des anciennes lois françaises*, t. XII, p. 841.

proches adressés aux léproseries par l'édit royal. En fait l'exécution ne rencontra aucune difficulté. Le prévôt d'Orléans ef-
fectua la visite prescrite, prit les revenus et rédigea son procès verbal. Il s'ensuivit une sentence provisionnelle du 6 mars
1545, rendue par le Grand aumônier (1) et les commissaires
réformateurs et réglant, entre autres choses, que la maladrerie d'Orléans nourrirait et entretiendrait dix lépreux. Dans la
suite, par une erreur du bailli d'Orléans, se fondant évidemment sur les termes vagues de l'édit du 26 février 1547 (2),
le revenu de St Ladre fut saisi. Mais l'administrateur, s'ap-
puyant sur la sentence de 1545, n'eut pas de peine à montrer
que l'édit ne visait pas les léproseries, et obtint mainlevée du
Parlement (26 septembre 1547) (3).

Quant à l'administration de la maladrerie, si elle reste sous
la haute surveillance du grand aumônier, c'est presque uni-
quement au spirituel; pour le reste, elle passe définitivement
entre des mains laïques (4). Le dernier maître religieux de S.
Ladre fut Nicole Le Vesville, chanoine de l'église d'Orléans,
en fonction dès 1504 (5) et qu'on retrouve encore le 20 décembre 1535 (6). Ensuite, et dès le 20 février 1544, c'est maître Noël Ramart qui est l'administrateur, et aucune mention
n'indique qu'il fût personnage ecclésiastique. Ses successeurs,
jusqu'à la fin, sont purement laïques (7).

(1) Le 19 mai 1514, une ordonnance royale avait accordé au Grand Aumônier toute juridiction concernant la réforme des hôpitaux et léproseries. Ses
décisions étaient exécutoires par provision, si elles étaient contresignées par
quatre conseillers de cours souveraines ou du Grand Conseil. — Fontanon.
Édits et Ordonnances, 1611. in-f° t. IV, p. 575.

(2) « ... hôpitaux, hôtels-Dieu et *autres lieux pitoyables*... ». Isambert.
Recueil..... t. XII, p. 920.

(3) Doc. XX.

(4) Les édits semblent n'établir une administration civile que pour la période de réorganisation. Mais la décadence religieuse de la seconde moitié
du xvi° siècle en prolonge l'exercice.

(5) En 1507 il se qualifie maître et prieur *commandataire* de S. Ladre.
(Arch. du Loiret II. 230 : E. 8 *deux*). Cette unique mention, — ailleurs il
se dit seulement « maître et administrateur » — peut suffire à déceler une
tentative d'érection de la maladrerie en bénéfice : tentative qui échoua.
Cf. *Mémoires de la Soc. Arch de l'Orléanais* t. XXXIV, p. 495, n. 3.

(6) Il était mort depuis quelque temps le 31 juillet 1538. (Min. Blanchard
Ét. Joblin).

(7) Document XXI.

Il semble et, à partir des troubles, il est certain que l'administrateur laïque nomme l'administrateur spirituel (1), qui reprend le titre de prieur (2).

Le corps municipal intervient dès lors fréquemment dans l'admission des lépreux à la maladrerie ou dans les autres décisions administratives (3).

Les troubles fomentés par les Huguenots semèrent à la maladrerie S. Ladre comme partout d'épouvantables ruines. C'est dès 1562 que le mal fut consommé. La chapelle, entre autres bâtiments, fut presque entièrement anéantie et c'est à une véritable reconstruction qu'il est procédé en 1563 (4). Bien entendu les revenus de l'établissement se trouvèrent également très mal des désordes de l'époque, et parfois sous une forme singulière. Voici un curieux exemple.

Dans une requête au parlement de Paris, Michel Porret, chanoine de S.-Aignan, expose « comme il ayt esté, dès le moys de juin mil v^cLXII, deschassé et mis hors de nostre ville d'Orléans, nud et sans chemise, après avoir esté tourmenté et exceddé de ceulx de la nouvelle oppinion, tous ses biens meubles prins, pillez, raviz et emportez; par le moyen desquelz excés et pauvretté seroit, luy exposant, tombé en nécessité de maladye extresme, en laquelle il a esté détenu

(1) Me Michel Rotté, ayant lettres de provision d'administrateur en avril 1566, dispenses de résidence en mai 1566, entérinées par le bailli en janvier 1567, signifiée à Piau, Dupont et Lasne, le 17 novembre 1568, commit à l'administration spirituelle de l'hôpital Me Étienne Coqueau, l'un des chapelains de la Maison. (Arch. de l'Hôtel-Dieu IV B. 6). Il ne parait pas que Rotté ait jamais exercé réellement.

(2) Cf. p. 37 n. 2.

(3) Arch. d'Orléans CC. 569 : 447, 28 mars 1516, et Délibérations de ville ; 10 avril 1557 pour les admissions, et le 17 juin suivant pour requérir S. Ladre de faire les murailles nécessaires pour empêcher les lépreux de se répandre dans la ville et mieux séparer les logis des hommes de ceux des femmes.

(4) Devis du 11 septembre 1563 du maître maçon Jean Loret. Arch. de l'Hôtel-Dieu IV E. 1). « Fault faire une chapelle a Saint Lazare lez Orléans au-dessus des antiens vestiges et fondemens qui aura de longueur à commencer à la croppe de l'ancienne chapelle vers le pan 5 toises 4 pieds entre les œuvres, a prendre par le meilleu, pour clostur de laquelle sera faict un pignon... ». Il semble, d'après ce devis, qu'il y avait une seconde chapelle « ou se retirent les mallades pour oyr la messe ».

On refit également l'autel de la grande chppelle, avec un rétable à deux portes.

par l'espace de huict à neuf moys, dénué de tous biens » ; il
demande quelque provision sur les revenus de S. Ladre, qui
sont en ce moment entre les mains de « ceux de la nouvelle
secte et oppinion, tenant fort en ladicte ville d'Orléans. »
La Cour lui accorde 300 livres et il opère une saisie. Mais,
le calme rétabli à Orléans, un arrêt du Conseil donne mainlevée de cette saisie aux fermiers de la maladrerie (1 décembre 1563) (1).

Ces misères avaient été aggravées par le renchérissement
de la vie Les lépreux de Marchenoir, devant l'insuffisance de
leur pension de 40 livres, s'étaient mis à mendier. S. Ladre
le leur interdit formellement, puis, sollicité par des notables
de Marchenoir qui lui représentaient la pénurie des malades
« considéré la cherté en vivres et que la livre de cher de
beuf, qui ne soulloit naguères valloir que douze deniers, en
vault de présent dix-huit », accorda 50 livres. Sur une nouvelle protestation, le 5 septembre 1564, la pension fut portée
à 60 livres (2).

Au milieu du désordre général, la ville cherche encore à
conserver ses droits : après la nomination du s^r de Quincé
comme administrateur par le roi en 1571, la municipalité
obtient la reconnaissance de son droit d'élire un procureur
et deux bourgeois (3). Mais Quincé se maintient encore quelque temps concurremment avec les élus de la ville.

Pendant les troubles de la Ligue, les administrateurs
vinrent tenir leur bureau dans la grande salle de l'hôtel de
ville (4).

Dès lors, la léproserie d'Orléans (5) n'a plus qu'une vie di-

(1) Arch. de l'Hôtel-Dieu. IV. A. 1.
(2) Arch. de l'Hôtel Dieu. IV. E. 1.
(3) Arch. d'Orléans BB. 1. — Cf. Doc. XXI.
(4) Arch. du Loiret II. 109 : F. 20. 17. — Le 6 août 1586, un arrêt du
Parlement ordonnait la saisie des biens des hôpitaux et maladreries, occupées
par des soldats ou incapables, et la nomination de commissaires pour faire
procès verbal de la situation financière de ces établissements. Pour S. Ladre,
la saisie eut lieu le 23 septembre 1586. — Arch. de l'Hotel Dieu. IV E. 4.

(5) Entre temps, au courant de la réaction prétendue savante contre les
vocables populaires, le vieux nom d'*hotel S. Ladre* a fait place à celui *d'hôtel et maladrerie S. Lazare.*

C'est vers 1553 que cette transformation s'opère.

minuée et de plus en plus languissante. A la veille de sa suppression, on voit ses revenus affermés pour une période de six ans (1). Et c'est dans une maison « en fort mauvais état » et « assez mal administrée » que les Chartreux s'installent le 22 novembre 1624.

La maladrerie d'Orléans disparut donc avant le réveil charitable du grand siècle. Les six lépreux qu'elle contenait encore furent reçus à la léproserie de St Mesmin, restaurée par les Chartreux à leur intention (2).

VII. Les biens de l'hôtel S. Ladre.

Pour accomplir son œuvre, il fallut à la maladrerie d'Orléans des revenus d'une certaine importance. Ils ont considérablement varié avec le temps, ce qui ne saurait étonner au cours d'une existence de plus de cinq cents ans. Certains droits et rentes accordés par nos rois, les produits de domaines acquis par donation, échange ou achat, enfin des cens et rentes sur d'autres biens immobiliers étaient les éléments constitutifs de ces revenus avec le produit des quêtes.

Ce qui concerne les droits et rentes provenant de la libéralité royale tiendra en peu de mots. Ce furent : 6 livres 8 sous parisis de rente, données par Louis VII, en 1147, sur la tolle, la mainmorte et les menues coutumes d'Orléans (3) ; en

(1) Arch. d'Orléans II. 206 : F. 3. 14.

(2) Abbé Cochard. *Les Chartreux d'Orléans*. (Extrait du t. VI des Mémoires de l'Académie de Ste-Croix) A la p. 4 n. 2, l'abbé Cochard dit avoir consacré une étude à la Maladrerie d'Orléans. Elle n'a jamais été publiée, et, en tous cas, la plupart de nos documents lui étaient certainement inconnus.

(3) Arch. du Loiret, H. 233 : f° 423. — En 1424, le 24 mai, les menues coutumes, communes à Ste-Croix et à S. Ladre, portaient « sur grosses, bacons, vins, egrum, pommes, poires, noiz, le grum qui croist dedans la banlive, ballez de bou, poz de terre, pelles, minoz, sercles, escuelles de bois, auges et godez, verres, fromaige, eufs, haran, maquereau, sèche, graspois, saulmon sallé, allozes, raies et autres poissons marin ». Ces droits étaient peu élevés puisqu'on les prend à ferme pour 7 livres tournois l'an. Un acte un peu postérieur (9 octobre) donne le tarif de certains de ces droits : « pour chascune charretée de poz, II poz ; pour chascune charretée d'aux, d'oignons, de naveaux, de poireaux, II d.; pour chascune charretée de ballez de bon, IIII bal-

1155 (1), la tenue d'une foire franche qui durera huit jours, la foire St Ladre que, dans la suite (2), la maladrerie délaissa au roi en échange de 8 livres parisis de rente sur la ferme des menues coutumes d'Orléans ; 8 livres de rente sur la prévôté d'Orléans allouées par Philippe-Auguste en 1220 (3). S. Ladre avait le droit d'ouances sur les bouchers d'Orléans, par moitié avec le chapitre de Ste Croix (4).

Par ordonnance de Charles VI, en date du 16 avril 1388, l'hôtel S. Ladre était exempté de toutes tailles, du guet et de toutes autres subventions levées pour la guerre (5).

L'importance des biens immobiliers et des dîmes et droits de la maladrerie d'Orléans paraît avoir été considérable. Voici quelques données à leur sujet (6).

A Chécy, après les droits sur la cure conférés par la charte royale de 1112 et confirmés par celle de 1172, un hôtel (7) est donné à S. Ladre par Benoite, femme de Jourdain Tolovin (1156), et les dîmes de Chécy par le roi Philippe Auguste (1221) (8). Le 29 novembre 1283, une sentence de Gil-

---

lez, et pour chascune charreté de fromage, XII d. p. ». — Min. Delasalle. Et. Joblin.

En 1436 (17 janvier), Ste Croix et S. Ladre affermaient leur coutume sur les graisses 100 s. p. — Ibid. En 1516 (23 février) les menues coutumes 23 liv. t. (Min. Rousseau. Et. Joblin).

(1) Arch. du Loiret II. 233 : f° 423 v°. L'inventaire porte 1455 ; mais la formule *per manus Hugonis cancellarii* prouve qu'il s'agit bien de Louis VII.

(2) L'époque est inconnue et le fait n'est mentionné que dans une sentence du 5 septembre 1468, relative à des difficultés de S. Ladre avec le fermier des menues coutumes au sujet du paiement. La mention de 1155 dit que la foire commençait le IX des calendes de novembre, soit le 24 octobre. C'est à la SS. Simon et Jude (28 octobre) que se devaient payer les 8 livres parisis.

La foire de S. Lazare de Paris, accordée par Louis VI, fut de même transformée en rente par Philippe-Auguste. — Lallemand. *Hist. de la Charité* t. III, p. 247 n. 30.

(3) Arch. du Loiret, II. 233 : 423 v°.

(4) Ibid. : f° 55.

(5) Arch. du Loiret. II. 233 : 429.

(6) Cf. Cochard. *Les Chartreux d'Orléans*, p. 58.

(7) Arch. du Loiret II 233 : 355. — Ce très fautif inventaire porte : « un estail ». Mais S. Ladre possédant, au XVe siècle, un *hôtel S. Ladre* à Chécy (Ibid. : 346 v°), il ne paraît pas douteux qu'il faille lire « un ostel ». Cette donation fut faite en présence de l'évêque Manassés.

(8) Ibid. : 368.

les Pasté, évêque d'Orléans, adjuge à la maladrerie d'Orléans, contre les prétentions du curé de Chécy, 6 livres parisis par an sur les oblations de la cure (1) Sur les bouchers de Chècy S. Ladre a droit à une piéce de bœuf, mouton ou porc de 4 sous parisis en la saison des vendanges et sur les boulangers à un pain de 10 deniers tournois (2). En 1475, Jean Groslot, bourgeois d'Orléans, reconnaît devoir à S. Ladre et au prieur de Pont-aux-Moines la dîme des agneaux de son lieu de l'Isle aux Bourdons (3). Enfin plusieurs pièces de vignes de Chécy appartiennent à la maladrerie d'Orléans ; un clos porte le nom de *clos S. Ladre* (4).

A Fleury-aux-Choux, S. Ladre possède le lieu de Montaran et sa métairie d'une contenance de 60 arpents (5), ainsi que des vignes à la Perrière, à la Mouillère, à Escures (6).

Sur Formarville (7), au xII° siècle, Geoffroy de Boissay, en présence de Louis VII, abandonne à S. Ladre et à la Cour-Dieu ses droits et Ursin de Bazoches vend les siens à S. Ladre (8). En 1170, Guérin *Bruto* ou *Bricto* (Le Breton ?), de Formarville, donne les biens qu'il y possède à la Cour-Dieu ; l'abbé Léger en fait abandon à S. Ladre. En 1183, pardevant Thibaut, comte de Blois, Robert de Chanteau donne à la maladrerie ses possessions du même lieu et, en 1220, devant l'évêque Manassès, Geoffroy Pallus vend les siennes (9). Une sentence du 8 avril 1236 rendue par Philippe, évêque d'Orléans, condamne les frères de la Bruyère, Pierre, Jean et Ursin, qui avaient pillé la grange de S. Ladre à Formarville,

(1) Ibid. : 357 v°.

(2) Sentence confirmative du 24 mai 1426 rendue par l'official d'Orléans contre un boucher de Chécy. — . Ibid: 356 v°.

(3) Arch. du Loiret H. 243 : 362.

(4) Ibid. : 348 v°.

(5) Ibid. : 330 v°. Montaran est affermé en 1528 six livres tournois pour 300 ans.

(6) Arch. du Loiret. H. 205 : deux actes de 1245.

(7) Ce lieu disparu était situé à l'intersection du chemin de Tressonville à la Brière et du chemin Charbonnier de Chilleurs à Jauville, sur la paroisse de Bazoches-les-Gallerandes. — Arch. du Loiret. H. 241 plan 20.

(8) Amortissement de ces deux mutations par Louis VII en 1174 et 1175. — Arch. du Loiret H. 233 : 551 v°.

(9) Ibid. : 391 v°, 392, 392 v°.

à payer aux lépreux 40 livres parisis (1). Enfin des actes du 2 mars et du 3 juin 1306 (2) montrent que la maladrerie possédait aussi d'importantes dîmes au même lieu ; le tout constituant une source d'importants revenus (3).

A Marchenoir, S' Ladre possédait, outre la maladrerie et la chapelle S. Michel, les hôtels de Moteux et de Remenfroi (4), et la foire S. Michel avec des usages dans la forêt (5). Tout le revenu de Marchenoir fut affermé cent livres tournois le 15 septembre 1507 (6).

C'était encore, à Teillay-S'-Benoît, 16 arpents de terre près du marchais de Courbelune (7) ; à Montigny-en-Beauce, les lieux d'Apilly (disparu) et de Beaumont (8) ; à Attray, les terres de Martinatrap (9) ; enfin la terre à Trois Bœufs (sic), don de Geoffroy Bonnet, amorti par Louis VII en 1163 (10).

Le pape Honorius III, par bulles de 1226, confirma à S. Ladre les possessions de Formarville, Beaumont, L'Ardillière, Villiers, Apilly, S. Florent et Bochetain (11).

Nous avons vu ce qu'étaient les deux premiers et Apilly. L'Ardillière, située à S. Sigismond, sur le chemin de Tour-

---

(1) Ibid. : 393.

(2) Vente par Guichart de Vrigny, écuyer, et Philippot Momont, clerc, de leurs dîmes sur Formarville ; la dernière garantie par la famille de Philippot, qui avait vendu les siennes pour 250 livres parisis. — Ibid. : 394, 393 vº.

(3) En 1399, S. Ladre affermait son bien de Formarville pour 24 muids de blé, 26 muids d'avoine, 8 mines de pois, 4 de fèves et 6 pourceaux. En 1497 : 30 muids de blé, 30 d'avoine, 3 mines de pois, 3 de fèves et 3 pourceaux. — Ibid. 409 vº, 410.

(4) La déclaration de 1470 ajoute la Hermoitière. — Arch. Nat S. 4864.

(5) Arch. du Loiret. II. 233 : 481 vº et suiv. — Le 25 mai 1472, S. Ladre donnait à bail la foire S. Michel, avec la chapelle, sauf les oblations en or et en cire dont le maître de la maladrerie aurait moitié, pour 40 l. 10 s. 2 d. parisis ; en 1485, pour 14 livres tournois. — Ibid. : 530 vº, 531 vº.

(6) Ibid : 546 vº.

(7) Échange de novembre 1251. Arch. du Loiret II. 225. Orig. s. parch. Doc. XI.

(8) Ibid. II. 233 : 472. Vente de janvier 1228.

(9) Ibid. II. 225. Orig. s. parchemin. — Vente par Hugues Pensant et sa emme de leurs possessions dans la « villa que vocatur Martinestrepei ». Doc. II.

(10) Arch. du Loiret. II. 233 : 551 vº.

(11) Ibid : 548 vº. — Un autre acte du même pape amortit les dîmes et les autres biens de S. Ladre.

noisis, est l'*Asrilerias* de la charte de 1112 (1). Villiers est
Villiers S. Ladre, à Boulet (2). S Florent nous est inconnu.
Quant à Bochetain, c'était une maison possédée, en effet, par
S. Ladre en 1226, mais échangée, le 11 décembre 1279, avec
le comte de Blois pour 20 livres tournois de revenu annuel
sur les bois de Marchenoir (3) et certaines recettes de Châ-
teaudun. La déclaration de 1470 mentionne en plus la Mothe
S. Ladre, près de la Mivoie de S. Mesmin, Vaumoise (?) à
Olivet et Culdanon à Teillay St Benoît (4).

Les vignes qui dépendaient directement de l'hôtel S. Ladre
étaient situées surtout derrière et à l'est de cet hôtel. Elles
formaient le clos des Hauts Sentiers (5), ou de la Baste, ou
du Crucifix, ou Boyau, près de l'évier et du ponceau
S. Ladre. Il y en avait aussi à Montorge et à S. Jean-de-
la-Ruelle (6). La déclaration de 1477 énumère les droits de
S. Ladre dans le clos du Chesne, dit la Petite Bourgogne, de
la Bure, de Vaupulant, de Langremerye, situés paroisse S[t]-
Paterne; de Beaumont, à S. Laurent; de la Fosse Thibaut,
Moreau et des Ponceaux, à S.Marceau; d'autres clos à Olivet, etc..... (7)

Enfin, dans Orléans, S. Ladre possédait plusieurs maisons,
marquées, à la fin du xvie siècle du moins, d'une représenta-
tion en pierre de la résurrection de Lazare (8). La déclaration
de 1470 énumère la maison de l'Image S. Michel, et autres
maisons faubourg Bannier, une autre rue de l'Escrivinerie,
une près S. Pierre le Puellier (9) et une petite maison devant la

---

(1) L'Ardillière contenait, en 1632, 5 arpents 1/9 en bâtiments et 300 arpents 1/2 de terres labourables. — Arch. du Loiret. II 211.

(2) Ibid. : 429 v°.

(3) « Boschetain » et les bois « de lacu nigro », du marchais noir (Mar-
chesnoir). — Arch. Nat. S. 4930. Orig. s. parchemin.

(4) Arch. Nat S. 4864.

(5) Le haut sentier semble avoir été parallèle au pavé ou chaussée S. Ladre. (Arch. du Loiret. II. 233 : 213 v·). Les titres anciens parlent d'un *clos
de la Chaussée*. — Doc. VIII, IX.

(6) Arch. du Loiret. II. 205 : années 1221, 1211. — Doc. III.

(7) Arch. Nat. S. 4864. — La déclaration de 1470 note un logis au clos
de la Cigogne, paroisse S. Marceau.

(8) 1583. — Arch. du Loiret. II. 229 : E. 11. sept.

(9) « Une maison couverte d'esseaume, sise au-dessous de l'école de mons.
Symon Guéret, docteur, tenant a la maison desditz religieux de S. Ladre d'une

même église; la Grande et Petite Chasse, à la chapelle S. Aignan; une maison devant le Pilori; la moitié d'une autre près de la Barre Flambert; une maison devant la Corne de Cerf; un des estaçons de S. Hilaire; trois à la porte au Pain; un verger appelé le Cimetière aux Juifs, dans les faubourgs d'Orléans.

Nous noterons spécialement des maisons situées près de la porte Bernier et qui appartenaient à S. Ladre dès 1221 (1). Qu'était-ce que cette porte Bernier du xiiie siècle ? On a toujours considéré la seconde enceinte d'Orléans, qui nécessita la construction de la porte Bernier ou Bannier, comme datant du commencement du xive siècle, et tous les documents actuellement connus ne donnent aucun moyen d'éclaircir le mystère de cette donnée fournie par trois documents originaux.

Telles furent les principales possessions de l'hôtel S. Ladre d'Orléans. En 1601 la déclaration des revenus de la maladrerie les évaluait à 140 livres de rente sur maisons, 170 écus environ de fermes (Villiers S. Lazare, Marchenoir, la Cigogne) et 48 muids de blé méteil, évalué à 2 écus 40 s. t. le muids, et 16 muids d'avoine (2). Elles passèrent en entier aux Chartreux, non sans diverses alternatives dont on trouvera le récit dans l'histoire de ces derniers (3).

part, et d'autre à la maison du chapitre S. Pierre Pullier » ; elle fut vendue, le 9 décembre 1417, à S Ladre par Élie Villain, chapelain de S. Pierre-le-Puellier, pour 10 écus d'or. — Arch. du Loiret. II. 205.

(1) « Domus apud portam Bernerii » (1221), « domum cum porprisia apud portam Bernerii » (1229). — Arch. du Loiret. H. 205, originaux s. parch. Doc. IV et V.

Un diplôme de Philippe le Bel, daté de 1294, donne une tro·sième mention. C'est l'amortissement à S. Ladre des vignes et terres de Chécy, d'un quartier de vignes à Mauboys (?), de la *maison de la Porte Bannier*, de 2 arpents de vigne à la chaussée S. Ladre, de 2 arpents 3 quartiers de vigne à la Garrotière, une pièce de vigne derrière le pressoir de Mathurin Duval, la moitié de la maison de la Barre Flambert, 2 arpents 3 quartiers de vignes à la Baste et une maison en censive du crucifix Ste·Croix. — Arch. du Loiret. H. 233 : 552 v·.

(2) Arch. de l'Hôtel-Dieu IV. B. 7. — Les charges annuelles étaient évaluées à 513 écus environ (pension d'un lépreux et d'une lépreuse à S. Lazare, 50 écus chaque ; — id. d'une lépreuse à Vierzon, 20 écus ; — Servante des lépreux à S. Lazare, 30 écus ; — Au prieur de S. Lazare, 50 écus; aux deux chapelains, 45 écus, etc.....).

(3) Abbé Cochard. *Les Chartreux d'Orléans*. (Mémoires de l'Académie de Sainte-Croix. t. VI).

PIECES JUSTIFICATIVES

DOC. I.

ORLÉANS, 1112.

Donation par Louis VI aux lépreux d'Orléans de partie de l'église de Chécy, d'une charruée de terre à l'Ardilliére et de l'usage dans les forêts royales.

(Vidimus original sur parchemin (1453) (1). Arch. du Loiret, H, 205. — Copie collationnée sur parchemin (1637). Arch. nat., S, 4861.

Pub. Gautier de Sibert. *Histoire. ... de N.-D. du Mont-Carmel et de S. Lazare de Jérusalem* Paris, 1772, in-4, p. LXI.

A tous ceuls qui ces presentes lettres verront Jehan Le Prestre, licencié en lois, garde de la prevosté d'Orléans, salut. Savoir faisons que l'an de Nostre Seigneur mil CCCC cinquante et trois, le jeudi dix neufyesme jour du mois de juillet, Martin de Maubodet, notaire et examinateur au Chastellet d'Orléans, nous rapporta, certiffia et tesmoingna pour vérité avoir veues, tenues et leues de mot a mot unes anciennes lettres royaulx escriptes en parchemin, seelées de çire vert sur la marge d'icelles, estans seines et entieres en seel et escripture, contenans la forme qui ensuit :

In nomine sancte et individue Trinitatis Ego Ludovicus, Dei gratia Francorum rex. Constat apud omnes quos veritatis intellectus illustrat quia cuncta que mondo fiunt, nisi cyrografi memoria recensentur, humane levitatis incuria vel fere vel penitus ad nichilum deduci cognoscuntur. Necessarium igitur ac satis utile ducimus ut ea saltem que digna memoria agimus, ne penitus irrita fiant, litterarum memorie commendemus. Universis itaque sancte matris ecclesie cultoribus, tam posteris quam et instantibus, certum haberi volumus quia, de via universe carnis sollicitus, immo de salute anime nostre, prout ratio postulat, excogitans, ecclesiam de Caciaco, totam videlicet partem nostram, beatis pauperibus, lazaris nominatis, quemadmodum in proprio habebamus, ita modis omnibus donavimus. Illud etiam non tacendum, verum multimodis memorie reducendum judicamus quia prelibati pauperes fratres nostri in eadem ecclesia Caciacensi, salva tota reverentia Aurelianensis ecclesie, sacerdotem imponere non timebunt. Preterea subscribimus quia unam carrucatam terre, quantum videlicet carruca una suis temporibus excolere valuerit, apud Asrilerias libere possidendam donavimus et habendam. Cunctis denique ministerialibus atque fidelibus nostris fideliter innotamus quoniam

(1) C'est le texte de ce vidimus qui a été suivi dans la présente publication.

boscos nostros, silvas videlicet quos vocamus, suprascriptis fratribus ad usus proprios, hospitandum videlicet atque incendendum, locis omnibus concessimus. Quod ne in posterum infirmari valeret, litterarum memorie commendari et nostri nominis karactere et sigillo signari et corroborari precepimus. Viventibus in palatio nos'ro quorum nomina subtitulata sunt et signa. Signum Anselli dapiferi nostri. S. Gisleberti buticularü. S. Hugonis constabularü S. Widonis camerarü. Actum Aurelianis in palatio publico, anno incarnati Verbi MCXII, anno quoque consecrationis nostre VII.

Et au dessoubz en marge pres dudict seel est escript :

Data per manum Stephani cancellarii.

En tesmoing de ce, a la relacion dudit notaire, nous avons a ces presentes lettres de vidimus fait apposer le seel aux contraulx de ladicte prevosté d'Orléans. Ce fut fait l'an et jour dessus premiers diz.

M. de Maubodet : collation faicte a l'original.

DOC. II.

1151

Vente par Huguet Pensant et sa femme aux lépreux de S' Ladre, de leurs possessions de Martinatrap.

(Arch. du Loiret, H. 225. Orig. s, parch. Trace de scellement sur double queue).

Cyrographum.

In nomine sancte et individue Trinitatis, ego Manasses, Dei gratia Aurelianensis ecclesie minister humilis, notum fieri volumus tam futuris quam instantibus quod Hugo Pensant et uxor ejus infirmis de Sancto Lazaro terram et quicquid habebant apud villam que vocatur Martinestrepei vendiderunt, et habuerunt inde viginti libras Aurelianensis monete, eo siquidem pacto quod prefati infirmi singulis annis censualem redditum prenominato Hugoni et heredibus suis redderent, scilicet sex medios annone, decem et octo minas frumenti et totidem de siligine, decem et octo minas ordei et totidem havene, ita ut lazari terram illam libere et quiete sine contradicto in perpetuum possiderent. Homo autem venditionem voluerunt et concesserunt tam filii quam filie Hugonis et Gofridi de Marciliaco heredes ; et idem Hugo et idem Gofridus et Stephanus Besagut, de cujus feodo terra erat, hoc firmiter tenendum fide sua confirmaverunt et contra omnes adversantes garentiam ferre lazaris pepigerunt. Actum fuit hoc publice Aurelianis, in presentia nostra, isti presentibus : Lancelino de Baugenciaco, Helia Buel, Hugone buticulario, Hugone de Ruanova, Johanna de Porta. Ad concessionem pactionis hujus, quam uxor Hugonis apud Montiniacum, in domo beati Lazari, fecit, interfuerunt ex parte domine Gofridus frater ejus, Hugo vir ejus, Odo Voverus, Teo-

bandus Breterius. Ex parte vero infirmorum, Chaucartus, Guillelmus
de Montiniaco, Tomas de Joi et uxor ejus Blancha, Philipus et Helias
frater ejus, Amiardus de Montiniaco, Martinus frater ejus. Nos autem,
de cujus feodo totum in capite movebat, ut firmiora tenerentur muni-
menta, sigilli nostri auctoritate corroborari precepimus, anno millesimo CLI°, ordinatis in ecclesia Sancte Crucis majoribus personis
Simone decano, Girardo cantore, Zacaria subdecano, Radulpho capi-
cerio.

DOC. III.

JANVIER 1221 (n. s t.)

**Vente par Hugues, prêtre de S. Ladre de S. Mesmin, au prieur
et aux frères de S. Ladre d'Orléans, de 8 livres parisis de cens
sur des maisons et des vignes, sises au cham? S. Ladre d'Orléans.**

Arch. du Loiret H, 205. Orig, s. parch. Trace de scellement sur double queue).

Tescelinus, officialis curie Aurelianensis, omnibus presentes litteras
inspecturis salutem in Domino. Noverint universi quod constitutus in
presencia nostra Hugo, presbiter Sancti Lazari de Sancto Maximino,
vendidit priori et fratribus Sancti Lazari Aurelianensis octo solidos
parisiensium censuales pro octo libris parisiensium in domibus et
vineis juxta campum Sancti Lazari Aurelianensis sitis, quos a Regi-
naldo Manselli se tenere dicebat ad decem et septem denarios censuales et ad relevationes que secundum consuetudinem Aurelianen-
sem a vineis exiguntur et redduntur, Premissam vero vendicionem
Agnes, soror ipsius Hugonis, et Henricus Gervasii, maritus ejus, et
Gilo de Chevaus, nepos ejusdem presbiteri, ratam habentes et gratam,
ipsam voluerunt et per interpositionem fidei concesserunt. Supra-
dictus etiam Hugo venditionem, prout superius est expressa, per fidei
date vinculum bona fide se promisit garantire priori et fratribus supra-
dictis. Quod ut ratum haberetur et notum, presentes litteras ad peti-
cionem supradictorum in testimonium fieri et sigilli curie Aurelianensis munimine fecimus roborari. Actum anno gracie millesimo
ducentesimo vicesimo, mense januario.

DOC. IV.

MAI 1221.

**Hubert d'Oison donne en partie et vend au prieur et aux frères de
S. Ladre sa moitié d'une maison près la porte Bernier, dont
l'autre moitié appartient à S. Ladre.**

(Arch. du Loiret II, 205. Orig. s. parch. Trace de scellement sur double queue).

L.[ebertus], decanus Aurelianensis, universis presentes litteras inspecturis salutem in Domino. Noverint universi quod cum Hubertus

de Oison medictatem cujusdam domus apud portam Bernerii site in
censiva matriculariorum Sancte Crucis possideret, prior vero et fratres Sancti Lazari Aurelianensis alteram medictatem ejusdem domus
haberent, idem Hubertus, in presentia nostra constitutus, quicquid in
dicta medietate quam possidebat de jure poterat legare memoratis
priori et fratribus in perpetuam contulit elemosinam et concessit in
perpetuum pacifice possidendum ; residuum vero ejusdem medietatis
dicte domus nominatis priori et fratribus pro triginta libris parisiensium, de quibus se tenuit pro pagato, vendidit et concessit in perpetuum
possidendum. Prenominati vero prior et fratres supradicto Huberto,
quamdiu in domo Sancti Lazari residentiam facere voluerit, victum et
vestitum tanquam uni fratrum suorum tenebuntur ministrare, et
viginti solidos parisiensium eidem Huberto quamdiu vixerit, licet in
dicta domo residentiam non faciat, persolvere annuatim. In cujus rei
testimonium presentes litteras ad requisitionem partium sigilli nostri
munimine fecimus roborari. Actum anno Domini M° CC° vicesimo primo, mense maio.

D.OC. V.

MAI 1229.

**Partage entre S. Ladre d'Orléans et Jouin d'Aschères, de la Vieille
Maison, près la porte Bernier, et de 3 arpents de vignes à
S{{l}}-Jean-de-la-Ruelle.**

(Arch. du Loiret H, 205. Orig. s. parch. Trace de scellement sur double queue).

Universis presentes litteras inspecturis S., officialis curie L[eberti]
decani Aurelianensis, salutem in Domino. Noverint universi quod cum
prior et fratres Sancti Lazari Aurelianensis et Jodoinus de Acheriis
et Aalesis, soror ejus, quamdam domum cum porprisia apud portam
Bernerii, sitam in censiva Hugonis Pour (?), que dicitur domus vetus,
et tria arpenta vinearum apud Sanctum Johannem de Ruella in censiva domini episcopi sita pro indiviso possiderent, easdem teneuras
partiti sunt in hunc modum coram nobis quod dicti prior et fratres
cellarium dicte domus cum medietate vinee retro dictam domum site,
quantum inter duas fenestras cellarii continetur, et portas ejusdem
domus cum prima fenestra usque ad medietatem secunde columne
versus celarium haberent et in perpetuum possiderent et eorumdem
successores ; prefati vero prior et fratres dictam portionem gratanter
accipientes residuum dicte domus et prescriptas vineas dicto Jodoino
et Aalesi, sorori ejus, et heredibus eorum penitus quitaverunt. Conditum autem fuit et a partibus concessum quod nemo lumen fenestrarum cellarii possit impedire. Memorati vero prior et fratres dictam
portionem cellarii et vineam retro domum sitam dicto Jodoino et Aalesi

sorori ejus commodaverunt, concedentes ut easdem teneuras quamdiu ipsi viverent possiderent, ita quod post decessum ipsius Jodoini et Aalesis, sororis ejus, dicte teneure ad prefatos priorem et **fratres** revertetentur pleno jure. Actum anno Domini M° CC· XX° nono, mense maio.

DOC. VI.

MAI 1241.

Échange par S. Ladre d'Orléans de 5 quartiers de vignes à la Noue Constantin, contre un arpent et demi de vignes à Montorge, et 25 sous parisis donnés par Robert de Patay et sa femme.

(Arch. du Loiret H. 205. Orig. s. parch. Trace du scellement sur double queue).

Omnibus presentes litteras inspecturis officialis Aurelianensis salutem in Domino. Noverint universi quod constituti coram nobis prior et fratres Sancti Lazari Aurelianensis permutaverunt, auctoritate nostra interposita, quinque quarteria vinearum, apud noam Constantini in censivis regis et Sancti Marchi sita, cum Roberto de Pateio et Ysabella, ejus uxore, pro arpento et dimidio vince site apud Montem ordei in censiva Andree Eustachii et pro viginti quinque solidis parisiensium de quibus se tenuerunt integre pro pagatis. Promiserunt etiam fideliter dicti prior et fratres et dicti Robertus et ejus uxor fide prestita corporali contra dictas permutationes decetero non venire, immo de dictis rebus adinvicem permutatis faciant legittimam garenciam contra omnes. Dicta autem mulier renunciavit, fide prestita, omni juri quod in dictis arpento et dimidio vince racione dotalicii vel alia racione habere poterat aut debebat. Idem autem Robertus, fide prestita, voluit et concessit quod dicta uxor tale jus, videlicet jure hereditario, percipiat in dictis quinque quarte iis equale in arpento et dimidio vince predictis fuerat perceptura. Actum ad requisitionem parcium anno Domini M. CC. XL. I, mense mayo.

DOC. VII.

DÉCEMBRE 1242.

Sentence du doyen d'Orléans maintenant le droit de S. Ladre sur tous les biens des lépreux qui y sont reçus.

(Arch. du Loiret II. 205. Orig. s. parch. Trace du scellement sur double queue)

Omnibus presentes litteras inspecturis M[anasses] decanus salutem in Domino. Noverint universi quod cum prior et fratres Sancti Lazari Aurelianensis proponerent coram nobis contra Margaritam, sororem Hervei Peloquin, morbo leprose (*sic*) infectam, oriundam de Mum-

pancier in parrochia de Checi, quod eadem Margarita debebat intrare
domum leprosariam predictam et quod omnes res ipsius Margarite
debebat eadem Margarita secum aportare ad eandem domum leprosariam et ea omnia ubicumque sita eidem domui leprosarie imperpe-
tuum remanere, de usu et consuetudine approbatis in consimilibus
Aurel[ianis] et aput Chac[iacum], et dictus Herveus et Johannes de
Pormorant et ejus uxor se opponerent ne res et teneuras suas apor-
taret dicta Margarita ad domum leprosariam predictam et ne eedem
remanerent eidem domui leprosarie, cum essent heredes proximiores
dicte Margarite. Tandem lite contestata, ordine juris in omnibus rite
observato, auditis confessionibus et rationibus partium inspectis et
sententia ab episcopo Aurelianensi super usu et consuetudine predictis lata et super confirmatione ejusdem sentencie a delegatis a domino legato facta, nos, habito prudentium virorum consilio, per
sentenciam pronunciamus diffinitivam predictum usum et consuetudinem probatum esse et predicta omnia pertinere et debere imperpe-
tuum remanere domui leprosarie predicte, et dictam Margaritam
debere intrare eandem domum leprosariam, ea omnia secumdum quod
petita sunt supra eidem domui leprosarie adjudicantes, eidem Herveo
et ejus uxori predictis silencium perpetuum imponentes super predictis. Actum anno Domini M. CC. quadragesimo secundo, mense
decembri.

DOC. VIII.

23 juin 1243.

**Don par Heloïse, veuve d'Arnoul Mulard, à S. Ladre d'Orléans de
diverses pièces de vignes, à Fleury et Orléans.**

(Arch. du Loiret H, 205. Orig. s. parch. Trace du scellement sur double queue).

Omnibus presentes litteras inspecturis officialis curie Aurelianensis
salutem in Domino. Noverint universi quod Heloysis, relicta Arnulphi
Mulardi, de parrochia de Floriaco, in nostra presentia constituta,
quinque quarteria vinearum apud locum qui dicitur Lamoihlere, ante
domum que fuit ipsius Heloysis, in dicta parrochia sita, in censiva
Gui lermi Chenart militis sita, et arpentum vinee in censiva calceate
Sancti Lazari, et arpentum et dimidium vinee apud Escuras in censiva Sancti Benedicti Floriacensis sita, et quarterium vinee retro
dictam domum in censiva Sancti Lazari situm, que omnia erant, ut
dicebat eadem Heloysis, de conquestibus suis, dedit in presentiarum
inter vivos priori et fratribus Sancti Lazari Aurelianensis et successoribus eorum in perpetuum pacifice possidenda, et dominium et pos-
sessionem dictarum teneurarum transtulit eadem Heloysis coram nobis
in eosdem priores et fratres liberaliter et sine qualibet condicione de
consensu Rag[inaldi] Majoris, mariti ipsius Heloysis. Eadem autem

Heloysis quicquid teneurarum undecumque proveniencium amplius habebat, ubicunque sitarum, contulit et concessit liberaliter inter vivos priori et fratribus predictis in perpetuum pacifice possidendum. Dicta vero Heloysis et dictus Rag[inaldus] promiserunt, *etc...* In cujus rei, *etc.....* Datum anno Domini millesimo ducentesimo quadragesimo quinto, die veneris in vigilia Nativitatis Beati Johannis Baptiste.

DOC. IX.

OCTOBRE 1245.

Vente de vignes par Guillaume Guihle à S. Ladre d'Orléans.

(Arch. du Loiret H, 205. Orig. s. parch. Trace de scellement sur double queue).

Omnibus presentes litteras inspecturis officialis curie Aurelianensis salutem in Domino. Noverint universi quod Guillermus dictus Guihle et Milesendis ejus uxor et Radulphus eorum filius, in nostra presentia constituti, quoddam tercerium vinee, apud locum qui dicitur La parrière, et dimidium arpentum vinee, obolata census minus, juxta terram Johannis Imperatoris militis retro domum Sancti Lazari Aurelianensis situm in censiva Calceate, et arpentum et dimidium vinearum apud Escuras in censiva Sancti Benedicti Floriacensis vendiderunt et concesserunt in perpetuum priori et fratribus domus Sancti Lazari predicte pro tresdecim [libris] parisiensium, excepta quinta parte dictarum teneurarum et etiam fructibus earumdem teneurarum hujus anni, de quibus tresdecim libris se tenuerunt coram nobis Guillermus, Milesendis et Radulphus predicti integre et plenarie pro pagatis, fide in manu nostra super hoc specialiter prestita corporali ab ipsis Guillermo, Milesendi et Radulpho predictis. Promittentes, *etc...* In cujus rei memoriam, *etc...* Datum anno Domini millesimo ducentesimo quadragesimo quinto, mense octobri.

DOC. X.

JUILLET 1251.

L'hôtel S. Ladre prend à son compte les engagements de garantie d'un échange de terres souscrits par Jean Giraud. entré à l'hôtel comme malade.

(Arch. de l'Hôtel-Dieu d'Orléans. IV, B 1. Orig. s. parch. Trace de double queue).

Universis presentes litteras inspecturis Officialis curie Aurelianensis salutem in Domino. Noveritis quod cum Johannes Giraudi quamdam domum suam sitam in Bocheria Aurelianis ante domum parvi Colmi (1)

(1) Ou *Colini?*

in censiva Jod[oci] (1) de Alonna, militis, dedisset in escambium Arnulpho dicto Dic (?) et Marie La Boguiere, ejus uxori, et eorum heredibus in perpetuum pacifice possidendam pro quadam petia vinee, quam se habuisse dicebant iidem Arnulphus et Maria in clauso de Bagniaco in censiva Gauffridi de Sancto Sigismundo, militis, sita but-abut et sine tornis, prout in litteris super dicto escambio confectis et sigillo Aurelianensis curie sigillatis vidimus contineri, et dictus Johannes, pro dicta domo eisdem Arnulpho et ejus uxori garantianda, quinque quarteria vinee apud locum qui dicitur Boau (2) sita, in censiva liberorum defuncti Caroli Boni amici in contraplegiem assignasset, prout in litteris super dicta assignatione confectis sub sigillo curie decani Aurelianensis sigillatis vidimus contineri, et postmodum Rober-tus de Tallia medietatem dicte domus ab ipsis Arnulpho et Maria emerit, prout dictus Johannes coram nobis postea fuit confessus, et post dictum escambium et assignationem predictam dictus Johannes domui leprosarie Aurelianis intraverit necnon et domum de Bagniaco, tandem constituti coram nobis frater Radulphus, magister domus pre-dicte de Bagniaco, pro se et fratribus dicte domus de Bagniaco, et prior dicte domus leprosarie Aurelianis et fratres ejusdem domus leprosarie Aurelianis coram mandato nostro, Herberto scilicet Aurelianensis curie notario jurato et ad hoc specialiter destinato, dicta quinque quarteria vinearum, a prefato Johanne Giraudi memoratis Arnulpho et ejus uxori, ut dictum est superius, assignata pro dicta domo ipsis Arnulpho et ejus uxori garantianda, eisdem Arnulpho et ejus uxori et eorum heredibus penitus et in perpetuum quitaverunt, promittentes bona fide dicti magister et prior et dicti fratres dicte domus leprosarie Aurelianensis se contra hujusmodi quitationem de cetera qualibet racione per se vel per alium non venturos. In cujus rei memoriam et testimonium presentes litteras fecimus sigillo Aurelianensis curie robo-rari. Datas anno Domini millesimo ducentesimo quinquagesimo pri-mo, mense julio.

DOC. XI.

NOVEMBRE 1251.

Échanges antre S. Ladre d'Orléans et Matthieu de la Brosse et sa femme au lieu dit Courbelune (Teillay-St-Benoit).

Arch. du Loiret H, 215. Orig. s. parch. Trace de scellement sur double queue).

Omnibus presentes litteras inspecturis Officialis curie Aurelianensis salutem in Domino. Noveritis quod constituti coram mandato nostro, Herberto scilicet Aurelianensis curie notario jurato et ad hoc specia-

(1) Ou *Jodoini* ?
(2) Clos Boyau, à Saint-Marceau.

liter destinato, Matheus de Brosia et Helisendis, uxor ejus, quandam peciam terre quam se habere dicebant in parrochia de Tilleio Sancti Benedicti, juxta marchesium quod vocatur marchesium de Courbelune, in feodo domine Margarite de Marcilliaco, circiter sexdecim arpenta terre continentem, dederunt in escambium et concesserunt priori et fratribus Sancti Lazari Aurelianis in perpetuum pacifice possidendam, pro quadam pecia terre quam se habere dicebant dicti prior et fratres domus leprosorum Aurelianis apud locum de Corbelune, et pro quadam alia terre pecia que vocatur hata de hacie creuse et pro quadraginta solidis parisiensium pro torciis de quibus se tenuerunt dicti Matheus et uxor ejus integre pro pagatis. Promittentes etc... etc.., Datum anno Domini millesimo ducentesimo quinquagesimo primo, mense novembri.

DOC. XII.

13 juin 1314.

Approbation par le roi des statuts de la maitrise de S, Ladre. Sauvegarde royale.

(Arch. nat. JJ, 50 : 21).

Philippus, Dei gratia Francorum rex. Notum facimus universis, tam presentibus quam futuris, quod cum omnes et singuli fratres et sorores domus Beati Lazari Aurelianis, quamque rancoris et rixe materiam, ex qua possent inter eos dissensiones et scandala suscitari, tollere cupientes, ut inter se consors sit unio vigeatque pax transquilla pro se et suis successoribus, dicte domus utilitate pensata, et habita super hoc pleniori deliberatione, convenerint in certis ordinacionibus et statutis quas, mutuis intervenientibus ipsorum assensibus, firmitate valida roborarunt perpetuo valituras, prout plenius contineri vidimus in infrascriptis litteris, tenorem qui sequitur continentes :

A touz ceuls qui verront cestes presentes lettres Jehan d'Asnières, garde de la prévosté d'Orliens salut. Sachent tuit que mesire Jehan Pelerin, mesire Gile de Croi, misire Pierre de Reins, mesire Jehan de Bauzy, mesire Jehan Bourdon, misire Guillaume Paquote et mesire Renaud(?) d' lenville, touz prestres de la meson de S. Lazre (*sic*) d'Orliens et frères d'icelle meson de S. Ladre d'Orliens, Pierres de Chartres et Regnaut de Biauveoir, frères clercs de ladite meson, Estienne de Fay, frère lay de ladite meson, Jehan Lanbert, Macie Franc et Lorenz Giraut, frères malades de ladite meson, ou non d'eux et de la dite meson establiz en l'église de S¹ Lazdre d'Orliens en nostre presence et en la presence de religieus homme frere Jehan de Grantpré (1), aumosnier de nostre sire le Roy, appellé aveques li honnorable homme mestre Renou du Boys, clerc nostre sire le Roy, veulent, greent, loent et ratiffient et approuvent de haut et de bas toutes les choses que autrefoiz

(1) On avait écrit *Loncpré ;* on a corrigé.

les frères malades, sainz et seurs de ladite meson ont voulues et acor-
dées par lettres de la prévosté d'Orliens, en la manière   et en la faurme
que il est plus plainement conteuu esdites lettres, et renuncierent
les devant diz freres sainz et malades a tout proces meu entre euls pour
reson de l'élection et du gouvernement des biens d'icelle meson et des
appartenances et auls appeaux faiz pour raison [desdiz] gouvernemenl
et election. Et ledit misire Jehan Pelerin renonca ausit especialemenl
et expressement a l'election que les devant diz freres sainz et malades
firent de li a estre mestre et gouverneur des biens de la dite meson e
deś appartenances et a la presentacion que iceuls freres malades tirent
de li comme de mestre aus bourgois, aux mananz et aus comun de la
ville de Orliens aus hales d'Orliens, au prevost d'Orliens ou a son lieutenant. Derrechieff les diz freres sains et malades voudrent et ordenerent et pour le porfit de la dite meson et des appartenances que desores en avent a touz jourz mes celui qui par lettres sera mestre et
gouverneur des biens et des appartenances sera frere de ladite meson,
resident et demourant en la dite meson devent qu'il soit receuz et establiz mestre et gouverneur. Et si tost comme il sera nommez a mestre et
a gouverneur de la dite meson et des appartenances, il sera presentez a
l'aumosnier nostre sire le Roy, qui par le tenps sera ou non dou Roy
nostre sire, lequel aumosnier retenra ledit mestre se il voit que ce soit
personne convenable, et sera ,ycelui mestre tenuz, et par son serement,
a bien garder et gouverner l'administration des biens de la dite meson
et des appartenances, lequel serement il fera au dit aumosnier ou non
que dessus est dit ou a son mandement en la presence des devant diz
freres. Item les devant diz freres sains et malades voudrent et ordenè-
rent que, se il estoient desores en avent a descort de nommer et de fere
mestre, ou se il nommoient et presentoient personne a mestre qui ne
fut convenable, tous fussent il d'acort que ledit aumosnier. ou autre de
par lui, ou non que dessus est dit, le puisse fere frere se il ne le estoit,
.et establir, instituer mestre et gouverneur de la dite meson et des appartenances, sanz eulz appeller et par leur deffaut. Item voudrent et ordenerent les devant diz freres sainz et malades, et pour. le profit de la
dite meson, que desores en avent que le mestre qui par le temps sera
ne les freres ne puissent obliger les biens de la dite meson au dessus de
la somme de cent livres par. se ce n'est de la volonté et de l'assentement dudit aumosnier, et que ycelle somme de deniers soit convertie
ou profit et en la neccessité de la dite meson.. Item ordenierent, et
pour le profit de la dite meson, que il ne [puissent] recevoir frere
ne seur en la dite meson desores en avant, se ce n'est de la volenté
et de l'assentement et de l'espacial congié dudit aumosnier. Item
ordenerent les devant diz freres sains et malades que le maistre de
ladite meson ou des appartenances, qui par le tenps sera, sera tenuz de
rendre compte deus fois l'an chascun an a touz jours mes des receptes
et des mises des biens de la dite meson a touz les freres sains et ma-

lades ou au dit aumosnier ou non du Roy ou a son commandement, appellez avoec li ceuls que il verra que bien sera, ou plusieurs foiz quant il en sera requis du dit aumosnier ou de son commandement ; et que ledit aumosnier ou autre pour lui ou non dessus dit puisse visiter et corriger par li ou par autre la dite meson et lesdiz mestre, freres et seurs toutes fois que il verra que mestier sera. Item savoir vous faisons que Gillet de Monttigny, frere lay de la dite meson, establiz en notre presence, toutes les choses dessus dites [a] voulues et ordenées, ratiffiées et approuvées si comme devant dit, vieut, loe, gree, rateffie, ordene et approuve en la maniere que devant est dit. Et de toutes les choses dessus dites profitables a la dite meson requierent et soupploient humblement les devant diz freres sainz et malades de notre sire le Roy que il li plaise a les confermer, et comme la dite meson soit fondée des biens donnez des predecesseurs notre sire le Roy et confermez dudit notre sire le Roy, que il li plese les personnes et les biens de la dite meson et des appartenances metre en sa garde especial, prometanz les devant diz freres sains et malades par leur serement que il toutes les choses dessus dites et chascunne d'ycelles tendront et garderont bien et loyaument a touz jours mes et sanz jamais venir encontre, sauve ce que il ne poiisent de riens par cestes ordenances a empeschier la jurisdicion de l'eglise. En tesmoign. de laquele chose nous avons seellées ces lettres du seel de la prevosté d'Orliens ovecques le seel de la dite meson. Ce fut fait l'an de Notre-Seigneur mil CCC et quatorze, le Jeudi après la S. Barnabé Ap [ostre],

Nos igitur, attendentes premissas ordinaciones et statuta predicte domui plurimum profutura, ipsas ordinaciones et statuta ratas et gratas habentes eas volumus, approbamus et auctoritate nostra regia tenore presencium confirmamus, nostrum in eis apponentes decretum. Ceterum recolentes ipsam domum a nostris fuisse predecessoribus fundatam, cujus obtentu nos ipsos et ejus ministros volentes sincero favore prosequi specialique gardie nostre privilegio premunire, ut eo fulciti suis in agendis felicius dirigantur, ipsam domum cum omnibus suis partibus, et magistrum, fratres, sorores et quoslibet ministros et familiares ejusdem, cum bonis omnibus eorumdem, in nostra protectione suscipimus et gardia speciali. Quod ut perpetuo *etc...* Actum apud Paucicuriam, anno Domini millesimo CCC quarto decimo, mense junii.

DOC. XIII.

1390 à 1400.

Formules d'actes de donation (personnes et biens) à l'hôtel Saint-Ladre.

(5 juillet 139). Arch. du Loiret II, 205. Orig. s. parch)

A touz ceus qui verront ces presentes lettres Jehan Chiefdeville, prevost d'Orliens, salut. Saichent tuit que Marion, femme feux Macé [Le-

vaasour, demourant a Orliens, saine de corps, de cuer et de pansée, en
sa bonne santé et en son bon senz et parfait mémoire, bien pourveue,
bien advisée, saigement et bien conseillée, si comme elle disoit, esta-
blie au lieu et ou chappistre de Saint Ladre d'Orliens, ouquel estoient
assemblez et cappitulans par le son du saint et en la manière acoustumée honnorable homme et discret messire Jehan Beaufilz, prestre,
prieur et maistre dudit lieu et hostel de Saint Ladre, messire Jehan
de Beauval, messire Jehan Courtin, prestres, et Moris de Sates, touz
freres dudit hostel, laquelle Marion, de son bon gré et de sa bonne
voulanté, en la presence de Jehan Farineau, clerc nottaire juré du Roy
nostre sire en Chastellet d'Orliens, appellé et requis audit lieu pour
faire et passer lettres et instrument des choses qui ensuivent, auquel
nottaire juré nous adjoustons plaine foy et l'avons creu et croions en
ces choses et en greigneurs, recongnut et confessa que, pour son cler
et evident proffit, pour estre pourveue honnorablement de sa vie, elle
s'est donnée et donne a touzjoursmés, elle et touz ses biens meubles
et heritaiges quelconques que elle a a present et qu'elle aura et pourra
avoir ou qui lui pourront escheoir ou advenir de quelle costé que ce
soit, audit hostel et ausdiz maistre et freres d'icelui, presens et qui
pour le temps avenir seront, pour estre et demourer seur dudit lieu et
hostel perpetuelment ; et avec ce donna et donne ausdiz maistre et
freres, pour estre receue oudit hostel comme seur d'icelui, la somme
de trente frans d'or valens trente livres tournois, lesquelles XXX livres
tournois dessus dites ladicte Marion bailla et paia aus diz mestre et
freres oudit chappistre, present ledit nottaire juré, et d'icelle somme
les diz maistre et freres se tindrent a bien paiez et en quittèrent et
quittent ladite Marion et ceux qui d'elle auront cause. Et avec ce pro-
mist ladite Marion porter et mettre oudit hostel de Saint Ladre touz
ses autres biens meubles quelconques, et touz ses heritaiges nommer
pour y demourer a touzjoursmes. Desquelx, *etc...* Promettant, *etc......*,
et que bien et loialment, comme bonne seur dudit hostel le prouffit
d'icelui fera et procurera et le domaige d'icelui et des diz freres et leur
deshonneur eschevera a son loial povoir, *etc..............*

Ce fut fait l'an de Notre-Seigneur mil ccc quatre vins et dix, le
dymanche V° jour du mois de juing.

J. FARINEAU.

9 mai 1393. — Ibid.

A t. c. q. v. c. p. l. Jehan Poirier, prevost d'Orliens, salut.
Saichent tnit que Guillaume Pajot, famillier et serviteur a present de
noble homme messire Jehan Pruncié, chevalier, seigneur de Har-
baut, *etc...* estably au lieu et ou chappitre de l'ostel de Saint Ladre
lez Orliens, ouquel il estoit assemblé avec messire Elye du Val, prestre, prieur et maistre dudit hostel et les freres d'yceluy hostel qui
tenoient et faisoient chapitre en la manière acoustumée par le son du
saint, en la présence de Jehan Farineau, *etc.....* lequel Guillaume

4

Pajot, de son bon gré et de sa bonne, pure, franche et liberalle vou-
lenté, senz contrainte, [ordre ny] forcement d'aucun, mais de son
propre mouvement et bonne estencion, recongnut et confessa, en la
presence d'yceluy nottaire juré, qu'il [avoit donné] et uncores donne,
octroye, baille, livre, cesse, quitte, transporte et du tout en tout de-
laisse a touzjoursmes... auxdiz maistre et freres dudit hostel de Saint
Ladre et a leurs successeurs luy et touz ses biens meubles et heritaiges *etc*... pour estre et demourer frere et serviteur dudit hostel de
Saint Ladre perpetuelment *etc*..... *etc*..... Et fut dit et accordé que,
se il advenoit que se, senz aler demourer oudit hostel, ledit Guillaume
devisst, que sesdiz biens meubles et héritaiges seront et demourront
audit hostel et auxdiz maistre et freres, *etc*..... Lesquelx don et
choses dessusdites iceulx maistre et freres, tant pour les choses devant
dites et pour les bons et agreables services que ledit Guillaume Pajot
a fait a eulx et oudit hostel comme pour ceulx qu'ilz esperent qui leur
face ou temps advenir, orent et ont pour agreables, et pour leur frere
le retindrent, et yceluy receurent au pain et a l'eauue d'yceluy hostel,
qu'il lui presenterent et baillerent oudit chappistre, present ledit notaire, et l'acompaignerent et ont acompaigné aux biens corporelx et
espirituelx d'yceluy hostel, aux us et aux coustumes du temps passé.
Desquelx bien, *etc*..... *etc*..... Promettant, *etc*..... et que auxdiz
maistre et freres dudit hostel de Saint-Ladre obeyra, et yceulx et
icellui hostel servira, leur proffit fera, leur domaige eschevera a son
povoir, et fera tout ce que a bon et loyal frere dudit hostel appartient
de faire, et comme il a esté et est acoustumé de faire par les freres
qui a present sont et ont esté oudit hostel. Et quant ad ce, *etc*..... Ce
fut fait le venredi IX° jour du moys de may l'an de Nostre Seigneur
mil troys cens quatre vins et treize.

J. FARINEAU.

25 août 1400. — Ibid.

A. t. c. q. v. c. p. l. Guillaume Haultboys, licencié en loys,
garde de la prevoste d'Orliens, salut. Saichent tuit que Jehan Jolis
marchant de bestail demourant es forsbours d'Orliens, en sa bonne
santé, *etc*..... (Comme Pajot *mutatis mutandis*. Le notaire est Jean
de Troies. Aucun nom propre, même celui du maître, n'est donné)...
Ce fut fait le mercredi XXV° jour du moys d'aoust l'an de Nostre Seigneur mil quatre cenz.

J. DE TROIES.

5 décembre 1400. — Ibid.

A. t. c. q. v. c. p. l. G. Haultboys...,. salut. Saichent tuit que
messire Guilleaume Blondeau, prestre, nagueres curé de Vazire (1),

____

(1) Évidemment Varize (Eure-et-Loir).

en sa bonne santé, *etc*..... *(Comme dessus avec quelques variantes de forme)*..... Ce fut fait le dymanche V^e jour du moys de decembre l'an de Nostre Seigneur mil quatre cenz.

J. DE TROIES.

DOC. XIV.

24 OCTOBRE 1391 (1).

« Les ordonnances de la maison S. Ladre d'Orléans »

(Arch. du Loiret H, 233; f° 63'14. — Copie XVI° sur pap. (Inventaire des titres. de S. Ladre, 1505).

Une lettre de l'ordonnance faicte par M° Pierre d'Ailly, docteur en théologie, grand aulmosnyer de France, par laquelle il a ordonné, veu les rentes dudict hostel et ou cas qu'ilz ne croissent ou appetissent, ce qui ensuyt,

Que le maistre aura en sa compaignye quatre prestres bons et convenables, sy bonnement trouver les peult, qui seront freres dudit hostel; et seront lesdictz maistre et prestres tenuz de chanter chacun jour les heures canoniales en l'eglise,

Seront tenuz celebrer chacun jour du moys une messe avec les anniversaires fondez en icelle.

S'il y a argent de distribution aux anniversaires, le maistre le distri_ buera ainsi qu'il est accoustumé d'ancienneté.

Les prestres freres dudict hostel auront pour leurs robes, avec leur boire, manger et giste, par chacun an quatre livres seize solz parisis dont vingt-quatre solz parisis leur seront baillez en argent pour leur chaussement, et du surplus ils auront de la robbe semblable l'une a l'autre et panne au prix de 72 s. p.

Les robes des maistres et freres seront de couleur noire et toutes closes.

Sy les prestres veullent fourrer leurs robbes, elles le seront de panne noyre ou blanche, et auront chappeaux ou aulmusses s'ilz les veullent porter.

Les seurs qui ne seront point malades auront en signe de religion couvrechefz comme beguynez, ainsy qu'ont accoustumé faire les seurs du temps passé.

Les freres et seurs seront tenuz d'obeyr au maistre, et ainsy le jureront quant ilz seront receuz.

Sy aulcun faict le contraire, le maistre sera tenu le punyr par prison ou aultrement deucment.

(1) Autre titre : « Les ordonnances datées de l'an mil troys cent quatre vingt et onze, le vingt quatriyesme jour d'octobre, signée *P. d'Ailly*, desquelles y a troys vidimus, cottées I ».

Sy le maistre faict chose desraisonnable ou soit deffaillant faire aux freres et seurs ce qu'il leur appartient, ilz se pourront plaindre audict aulmosnyer ou ses commys pour y pourveoir.

Le maistre ne pourra vendre aulcuns bledz ou vins qui montent six livres parisis et audessus, sans appeller l'un des freres, Sy elle monte dix livres et au-dessus ledict maistre ne le pourra faire sans la deliberation de la plus saine partye.

Le maistre ne pourra baille* a rente ou a moyson les heritaiges de la maison sans le consentement des freres et seurs ou de la plus seine partie.

Les seurs n'auront aulcun gouvernement, synon du linge, synon ou cas qu'il n'y eust frere a ce convenable.

L'un des freres fera la despense commune avec une clef du pain et vin, et le maistre une aultre, Fera la despense en la maniere accoustumée a l'ordonnance du maistre.

Ledict frere rendra compte au maistre de huict jours en huict jours, ou plus tost s'il plaist au maistre.

Le maistre aura le linge et mesnaige par inventaire et en rendra compte.

Les frères et seurs ne peuvent aller hors l'hostel et passer les bonnes (1) sans le consentement du maistre.

Ledict maistre sera tenu rendre compte chacun an au grand aulmosnyer ou a ses commys de la despense et revenu dudict hostel.

Ils tiendront leurs constitutions du temps passé.

<h2 style="text-align:center">DOC. XV.</h2>

18-22 MARS 1415 (n. st.)

« Transumpt faisant mencion de l'accord faict anciennement entre les habitans de ceste ville d'Orléans et les maistre, freres et seurs de S. Ladre, touchant la reception des malades de lèpre, et par icelluy est faict mencion des anciennes barrières. »

(Minutes G. Herpin. Étude Berlencourt. — Arch. de l'Hôtel-Dieu, IV, A, 2.)

A tous ceulx qui ces presentes lettres verront, Jehan de Mareau, escuier, licencié en loix, seigneur de Pully, conseiller du roy nostre sire, garde de la prévosté d'Orléans, salut. Savoir faisons que, l'an de N. S. mil cinq cens quarente troys, le dix septiesme d'octobre, avons, a la requeste du procureur general du roy nostre sire et de monseigneur le duc ou bailliage et prévosté d'Orleans, veu, tenu et leu de mot apres mot, et par Gilles Herpin, notaire royal juré au chastelet d'Orleans, et Jehan Longuet, greffier de ladicte prevosté, faict judiciairement lire, publier, transcripre et collacionner a ces presentes, par forme et maniere

(1) Bornes.

de transumpt, que decernons valloir pour original et foy y estre adjoustée comme audict original, es presences de honnorables hommes et saiges maistres Robert de Sainct-Mesmin, Jehan Houderon, Estienne Habert, Berthelemy Pinet, André Benoist, Nicolle de Gives l'ainsnel, Estienne Foucault, Sebastien de Sully, Allain Moisant, Simon Prevost, Thomas Tripault, advocatz, Guillaume Habert, Pierre Moynet, Martin Lebas, Guillaume Pellet, Jehan Chappellain, Lois Gandillon, Jehan Egrot, Denis Dubois, Jacques Mignot, Jehan Lelièvre, Adam Beaujeu et François Corcher, procureurs et praticiens en court laye a Orleans, et plusieurs aultres assistans pardevant nous en jugement, unes lettres de transaction, faictes et passées entre les procureurs et eschevins de ceste ville d'Orleans et le maistre, freres et seurs de l'hostel St-Ladre pres cestedicte ville, escripte en parchemin en seing, seel et escripture desquelles la teneur ensuit :

A tous ceulz qui verront ces presentes lettres Alain Dubey, licencié en loix, garde de la prevosté d'Orleans, salut. Comme certain plaict et proces feust meu ou espéré de mouvoir entre les bourgeois, manans et habitans de la ville d'Orléans, d'une part, et les maistre, freres et seurs de l'ostel sainct Ladre lez Orleans, d'autre part, sur ce que lesdiz habitans disoient et maintenoient que anciennement ledict hostel St Ladre avoit esté fondé et doué de plusieurs belles rentes et possessions par les roys de France et aultres gens meuz de devotion et de charité pour icelles (1) loger, hebarger, nourrir, gouverner et alimenter les pouvres créatures, hommes et femmes, nez en la ville et forsbourgs d'Orléans, qui charront en la maladie de lepre, et que ladicte fondacion avoit esté et estoit faicte justement et par bonne deliberacion de saiges hommes et expers tant pour secourir aux vivres et necessitez desdictes personnes enfermes de ladicte malladye de lepre comme pour obvier aux perilz et inconveniens qui se pourroient ensuyvre se lesdiz mallades de lepre frequentoient avec les gens sains. Avec ce disoient lesdiz habitans que puis certain temps en ça il estoit advenu que Jehan Porcher l'aisnel et Jehan Porcher le jeune, frères, paveurs, qui avoient esté nez es forsbourgs de ladicte ville, estoient cheuz en maladie de lepre et pour ce avoient requis iceulx Porchers et leurs amis pour eulx estre receuz oudict hostel de sainct Ladre et que lesditz maistre, freres et seurs administrassent boire, menger, giste, hostel, vestir et chausser et toutes aultres necessitez comme aux aultres freres dudict hostel, dont lesditz muistre, freres et seurs avoient esté reffusans et dilaians contre raison, et pour ce requeroient lesdictz habitans que ad ce faire lesditz maistre, freres et seurs feussent contrains et compellez par justice, lesditz maistre, freres et seurs de Sainct-Ladre disans et maintenans le contraire, que ad ce faire ilz n'estoient en aucune manière tenuz par plusieurs raisons, car la fondacion dudict hostel si avoit esté et est

(1) Illec ?

faicte par les roys de France et aultres seigneurs et fondeurs dudict hostel pour nourrir et alimenter les gens surpris de maladie de lepre nez et estans de postérité de la ville d'Orleans qui est serrée et estroicte et non aultre ; et ce avoit esté faict a bonne et juste cause pour l'infection qui se pourroit ensuir sy les gens de lepre demouroient avec les gens sains en ceste ville fermée comme est la ville d'Orleans, qui est serrée et estroicte et bien peuplée de gens ; et en ce n'estoient point compris ceulx des forsbourgs. et qu'il soit vray il estoit advenu plusieurs fois que gens manans au Portereau d'Orleans et en aultres lieux des forsbourgs de ladicte ville auroient esté surpris de ladicte maladie de lepre et se estoient efforcez d'estre receux audict hostel, mais on l'avoit contredict et pour ce avoient esté renduz en ung hostel et lieu près de la Maison Paincte, assise hors la banlieue d'Orleans, ou sont logez gens enfermes de ladicte maladie de lepre qui sont vacabons et mendiens. Disoient aussi lesditz maistre, frères et seurs de Sainct Ladre que ledict hostel n'estoit pas de si grande fondacion en revenu qu'il peust soustenir et gouverner toutes les personnes enfermes de malladye de lepre de ladicte ville et forsbours, et supposé que aucunement ilz feussent tenuz de recepvoir aucune personne desdictz forsbourgs si ne estoit ce seullement que ceulx qui avoient esté nez etqui estoient de postérité nez entre ladicte ville et barrières anciennes et non ceulx de audehors desdictes barrières. Lesdictz habitans disans au contraire que tous de ladicte ville et forsbourgs et mesmes ceulx qui sont des prises et des mises de ladicte ville.

Saichent tuit que honnorables hommes et saiges Henry Boilleau, Jehan Le Breton, Jehan Chefdail, Estienne de Bourges, Guyon du Foussé, Aignan de Sainct Mesmin, Jehan Langevyn l'esnel, Jehan Mahy, Jehan de Karache, Jehan Compaing, Estienne Vinant et Jehan Buisson, ou nom et comme procureurs des bourgeois, manans et habitans de la ville d'Orléans, d'une part, et religieuses personnes et honnestes messire Mathurin Larousse. prestre, prieur et maistre dudict hostel de Sainct Ladre d'Orleans et les freres et seurs dudict hostel, d'aultre part, establies lesdictes parties, c'est assavoir lesdictz procureurs ou nom et pour lesdictz bourgeois, manans et habitans de ladicte ville d'Orleans pardevant nous en droict, et lesdictz relligieux ea leur chappitro assemblez en icelluy au son de la cloche capitullans et tenans chappitre en la maniere acoustumée en la presence de Jehan de Troies, notaire juré ou Chastelet d'Orleans appellé et requis audict lieu pour lesdictz relligieux pour faire lectre et instrument soubz le scel de la prévosté d'Orleans des choses qui ensuivent, recongnurent et confessèrent que pour bien de paix et de bon accord, pour eschever entre les parties toutes matières de plaictz et proces, icelles parties ont estés et sont d'accord ensemble en la maniere qui ensuit.

C'est assavoir que doresnavant toutes les personnes nez et estans

de postérité en ladicte ville et fermeture d'Orleans et aussi ceulx des forsbourgs de ladicte ville d'Orleans, c'est assavoir de la porte Bourgoigne jusques à la barrière qui est empres de l'eglise de la chappelle Sainct-Aignan jusques à la rivière de Loire, et en venant d'illec jusques a la rue au Chevecier, et depuis ladicte rue au Chevecier en alant jusques a l'eglise Saint-Poair et jusques a la maison ou demoure Perrin Nepveu, qui est de l'autre cousté de la rue, et depuis la porte Regnard jusques a la croix Morin, et de ladicte croix Morin en alant, a la Croix-Morin en alant jusques a ladicte rivière de Loire, avecques toutes les maisons estans de la parroisse Sainct Pol d'Orléans, seront receuz doresnavant audict hostel de Sainct-Ladre, ou cas qu'il sera trouvé qu'ilz seront surpris de ladicte malladie de lèpre, et non aultres. Et, en oultre, pour contemplation et en faveur desdictz habitans, iceulz maistre, freres et sœurs ont voullu, consenty, octroyé et accordé ausdictz procureurs que ilz donneront et bailleront ou feront donner, bailler, livrer et administrer des biens dudict hostel de Sainct Ladre ausdictz Jehan Porcher l'ainsnel et Jehan Porcher le Jeune, freres, pour Dieu et en aulmosne leur vie durant, autelle portion de vivre seullement comme a ung des aultres freres dudict hostel, nonobstant que lesdictz Porchiers ne soient pas des fins et mectes dessusdictes, et ont voullu, consenty, octroyé et accordé lesdictz procureurs, ou nom et pour lesdictz habitans, ausditz relligieux que ce que y font ou feront ausdictz Porchiers ne tourne aucunement a préjudice ausdictz relligieux dudict hostel de Sainct-Ladre ne a leurs successeurs ou temps advenir.
Promettans, *etc...*

En tesmoing de ce nous, a la rellation et tesmoignaige dudict notaire juré auquel nous adjoustons pleine foy et l'avons cru et croyons en ces choses et en greigneurs, avons fait seeller ces presentes lettres du seel de la prévosté d'Orléans, c'est assavoir quand desdictz Henry Boileve, Jehan le Breton, Jehan Chiefdail, Estienne de Bourges, Guion du Foussé, Aignan de Sainct-Mesmin, Jehan Langevyn, Jehan Mahy, Jehan de Karahez, et Jehan Compaing, le lundi dix-huitième jour du mois de mars l'an de Nostre Seigneur mil quatre cent et quatorze, et desdictz Estienne Vivant et Jehan Buisson le venredi vingt deuxième jour dudict mois de mars ledit an, et desditz relligieux en leurdict chappitre le mercredi dix septienne jour du mois d'avril ensuivant mil quatre cens et quinze. Ainsi signé *De Troies* et scellé.

Dont et desquelles choses ledict procureur du roy et de monseigneur le duc et honnorable homme maistre Jehan Paris, procureur en court laye à Orléans, ou nom et comme procureur des manans et habitans de ceste ville d'Orléans, a ce presens, nous ont requis et demandé lettre ensemble ledict transumpt desdictes lettres de transaction. Si leur avons octroyé ces presentes pour leur servir et valloir d'original en temps et lieu. En tesmoing de ce nous avons faict signer

ces presentes par ledict Herpin, notaire, et Longuet, greffier, et faict
sceller du seel aux contractz de ladicte prevosté d'Orléans et de celluy
aux causes d'icelle prevosté, les an et jour dessus premiers dictz (1).

DOC. XVI.

[XVᵉ s. ou commᵗ du XVIᵉ s.]

Cérémonial de réception des lépreux.

(Arch. du Loiret H. 233 : 620 9. Copie XVIᵉ. Inv des titres (1503).

En la reception des malades est faict ce qui en suyt :

Premièrement fault que le prieur et frères de ladicte maladerie
soient presens a la porte de l'encloux avecques leurs surplis. Et quant
ilz verront que le malade sera pres de la porte, le prieur luy deman-
dera : « Mon amy, que demandez-vous, que requerez-vous ? » Adonc
le malade doibt respondre : « Je demande le pain, l'eaue et la fraternité
de l'église de ceans ». Le prieur luy doibt dire : « Et pourquoy la
demandez-vous ? » Le malade respond : « Pour ce que je suis natif de
ceste ville ». Oye par le prieur la responce, se doibt enquérir s'il est
vray par les gaigiers où le malade est de parroisse avec d'aultres s'ilz
sont presens.

Et sy ledict prieur trouve la vérité, doibt dire audict malade : « Mon
amy, vous avez demandé le pain, l'eaue et la fraternité de l'église de
ceans, je la vous donne et accorde », et puis après lui réciter que
la maladerie est fondée de tel sainct, en laquelle luy et les frères
prestres et clercs font le divin service de Nostre-Seigneur de jour en
jour, ouquel ledict malade sera present pour le salut de son âme
acquérir et aussy pour les manans et habitans de la ville et banlieue
qui escheent en la maladie de lèpre. Et cela faict, ledict prieur prenne
ledict malade et le conduyse jusques a la porte de l'église. Et a icelle
porte ayt le prieur un messel sur lequel luy mette la main dessus pour
faire les sermens qui sont de porter honneur, reverance ovec toute
obeyssance, le dommaige fuyr et eviter dudict hostel, mais le bien et
profflct croistre et augmenter a son pouvoir ; et puis, les sermens
accompliz et faictz, ledict jour luy monstrer le lieu et la pose dedans
l'église ou il doibt estre et luy défendre qu'il ne voyce ailleurs synon
oudict lieu ; après, luy monstrer et le mettre en la maison ou il doibt
estre, luy monstrer le circuyt des mettes et fins ou il pourra aller
dedans ledict hostel et qu'il ne les passe point sans congé. Et aussy
ne pourra ledict malade jamais saillir de l'entour dudict hostel sans le
congé du prieur. Et, s'il va dehors, doibt dire au prieur ou il va
et puis luy donner heure a revenir.

(1) 14 juillet 1682. Le Prévôt accorde la requête de Robert et Altin **Fleury**,
arpenteurs, et Louise, leur sœur, enfants et héritiers de feu Jean Fleury, arpen-
teur au baillage d'Orléans, demandant à lever cette transaction « par laquelle
sont dessinés les anciennes barrières de cette ville d'Orléans ».

Et doibt ledict malade apporter utencilles de maison comme lict, couverture, draps, nappes, potz, pouallons, pintes et aultres necessitez qui doyvent demourer apres son trespas oudict hostel avecques tous ses aultres biens sans en rien retenyr. Lesquelz biens le malade doibt bailler audict prieur par declaracion sans riens excepter, affin que ledict hostel soyt héritier dudict malade ; et ne les pourra vendre.

Et sy ledict malade avoit faict aulcune vente de ses biens devant sa reception a cautelle, elle ne seroit pas à tenyr, mais ledict prieur pourroit rompre le marché et dire que depuis le temps que ledict malade seroit soubsonné de lèpre ses biens debvoyent ou doyvent appartenyr a ladicte maladerie.

DOC. XVII.

16 JANVIER 1514 (n. st.)

Acte d'admission de Colas Robin.

(Min. Et. Rousseau. Étude Joblin.)

Guillaume Robin, laboureur, demourant à la Chappelle S. Magloire, parroisse d'Andeglou, et Denis Robin, marchant, demourant en la paroisse S. Poair d'Orléans, ce sont le jour d'huy, present moy notaire etc. transportez pardevers et aux personnes de vénérables et discrettes personnes maistre Nicolle Le Vesville, licencié en loys, chanoine et archiprestre de l'église d'Orléans, maistre et administrateur du prioré et maison S. Ladre d'Orléans et des freres religieux de ladicte maison, ausquels ilz ont prié et requis de recevoir en ladicte maison Saint-Ladre Colas Robin, leur frère, filz de feu Colas Robin, en son vivant demourant en ladicte parroisse S. Poair, qu'ilz disoient estre malade de lespre, avec tous les heritaiges et biens dudict Colas Robin malade, pour oudict hostel estre nourry et alimenté comme les autres malades, attendu que ledict malade est natif de ceste ville d'Orléans, comme ilz disoient. A quoy lesdiz maistre et frères de Saint-Ladre ont fait responce qu'ilz ne sont pas tenuz recevoir aucun malade en ladicte maison Saint-Ladre sy ne leur apparoist que les père ou mère dudict malade soient natifz de ceste dicte ville d'Orléans, dont lesdiz Robins ne font aucunement apparoir. Toutesfoiz iceulx maistre et frères, meuz de pitié, et considéré par eulx que a présent il n'y a pas grant charge de malades oudict hostel Sainct Ladre, sans préjudice de leurs droictz et des droiz, previleiges et franchises d'icelluy hostel St Ladre, ont dit et declairé ausdiz Guillaume et Denis Robins qu'ils offroient et estoient contans de recevoir et de fait ont tenu pour receu des a present ledit Colas Robin, malade, avec ses héritaiges et biens, en ladicte maison Saint-Ladre pour y estre nourry, alimenté et logé comme les autres malades de ladicte maison, en faisant le serment par ledict malade de garder les biens et droiz dudict hostel, le tout en la manière acoustumée. Laquelle offre lesdiz Guilllaume et Denis Robins ont acceptée. Et, en ce faisant, iceulx Robins, ou nom et comme eulx faisans fors en ceste partie dudit Colas, leur frère, et promettans luy faire avoir agréable le contenu en ces présentes quant requis en seront, ont ceddé, transporté et délaissé a tousjourmais ausdiz m° et freres de Saint Ladre d'Orléans, qui ont accepté, tous et chacuns les héritaiges, rentes, revenues et biens meubles quelzconques dudit Colas Robin qu'il a et peult avoir à present et qu'il aura et pourra avoir ou temps advenir des successions de ses mere, frères et autres parens, en quelque lieu que lesdiz biens soient trouvez, ailleurs que en ladicte maison S. Ladre, aux charges des cens, rentes et charges que doivent lesdiz heritaiges francs et quittes des arrerages d'icelles charges et de toutes autres debtes et ypotheques quelzconques de tout le temps passé jusques a huy. Et s'en sont lesdiz Guillaume et Denis Robins oudict nom dessaisiz, *etc...*

(Peu après, le même jour, ratification de Colin).

DOC. XVIII.

11 et 27 mai 1526.

Interrogatoire et ordonnance relatifs au régime intérieur de l'hôtel S. Ladre-lès-Orléaus.

(Min. Blanchart. Etude Joblin).

Sur la requeste et complainte que faisoient Jehan Haren, Dismas Refoullé, Magdalene Moireau, femme de Guillaume Deshayes, Guille-mette Sutine, Marion Godeffroy et Anne Blasonne, mallades de lepre en l'hostel et maison Sainct Ladre lez Orleans, a l'encontre de vene-rable et discrette personne maistre Nicolle Le Vesville, conservateur des previlleges apostolicques de l'université d'Orleans, chanoyne de l'eglise cathedral Saincte Croix dudict lieu, maistre et administrateur dudict hostel et maison Sainct Ladre, et par eulx baillées par escript, circonspecte personne messire Pierre de Lestoille, docteur es droictz, régent en l'université d'Orléans et official dudict lieu, honorables hommes et sages maistres Francoys Vaillant, licencié en loix, esleu pour le Roy nostre sire en l'eslection d'Orléans, nostre lieutenant et commissaire ordonné par le Roy nostre sire sur la réformacion et visi-tacion des hospitaulx et malladeries du duché d'Orleans, et Jehan Lescoreol, licencié en loix, procureur fiscal du Roy nostre sire óu bail-liage et duché d'Orléans, se seroient, a la priere et requeste dudict maistre Nicolle Le Vesville, le unziesme jour de may l'an mil cinq cens vingt six, en la présence de Viatre Blanchart, clerc notaire juré du Roy nostre sire en son Chastellet d'Orleans, transportez oudict hostel et maison Sainct Ladre, où ilz auroient, en la presence de circonspecte personne messire Jehan Bruneau, aussi docteur régent en ladicte université d'Orléans, honnorables hommes Phillippes Lebeau, procureur et praticien en court laye a Orléans, Anthoine Bernard, Sebastien de Lestoille, Thibault Daniel et Jehan Baudet, bourgeois marchans d'Orleans et eschevins de ladicte ville, et des religieulx dudict hostel et maison Sainct Ladre, interrogez lesdictz mallades chacun en particullier sur lenrdicte complaincte, mesmement :

Si, par chacun jour, ilz avoient eu chacun ung pain pareil et semblable de celuy qui leur a esté exhibé et monstré, — qui ont faict responce que ilz ont tousjours eu pareil et semblable, sauf que, depuys la Chandelleur jusques au quinzeiesme jour d'avril, qu'ilz l'avoient eu fort noir et malaise ;

Si, par chacun' jour de l'an, leur a esté baillé, aux hommes troys choppines de vin et aux femmes une painte pour tout le jour, — qui ont dict qu'il leur estoit baillé et qu'ilz ne se pleignoient du vin ;

Si, par chascun an, leur estoit baillé a chacun demy porc, estimé a quarante solz tournoys, appareillé et sallé chacun en sa tinete séparée, — qui ont faict responce que leur a tousjours esté baillé ;

Si, par chacune sepmaine, leur a esté baillé a chacun unze blancs tant aux hommes que aux femmes pour leur pitance des jours gras et megres desdictes sepmaines, — qui ont faict responce qu'ilz ont tousjours eu, mais lesdictz unze blancs ne sont suffisans pour ladicte pitance et n'en sauroient vivre ;

Si, par chacun an, chacun mallade a eu douze charrettées de boys a deux chevaulx ou huict charrettèes a troys chevaulx, ensemble deux charretées de boys verd et ung cent de fagotz, — qui ont respondu qu'ilz les ont tousjours euz ;

Si, par chacun an, chacun mallade a eu pour son vestiaire, habillement et entretenement, savoir les hommes soixante dix solz tournoys et les femmes cinquante solz tournoys, — qui ont respondu qu'il leur a tousjours esté baillé, mais ce n'est pas assez pour leur vesture, habillement, entretenement de linge et unguant dont il leur fault beaucoup par chacun an pour leurs playes et ulcères ;

Si, par chacun moys de l'an (1), leur estoit baillé a tous lesdictz mallades en commung ung boisseau de sel pour appareiller leur pot et aultres leurs neccessitez. — qui ont respondu qu'ilz ont tousjours eu, que ce n'estoit assez et leur en convint achapter la veille de Pasques derrenieres ;

Si, chacun an, chacun mallade a quatre livres de chandelle de suyf, deux mesures d'huylle, chacun demye myne de poix, demye mynes de febves, pour tout egrun denx trochetz d'oignons, une jallaye de verjust, une tierce de vinagre, pour toutes douceurs de toute l'année chacun demye livre de raisin, demye livre de figues, pour toute espice chacun une once de pouldre et ung tieau (?) de saffren, — qui

______

(1) C'est *chascun an* comme le montre l'ordonnance.

ont faict responce qu'ilz ont tousjours eu et que ce n'est suffisant pour toute l'année, requerans sur ce y estre prouveu ;

Si, es jours de Lundy de Pasques et Sainct Loys, ilz ont tousjours eu une espaulle de mouton pour tous les dictz mallades a menger en commung oultre la pitance ordinaire, — qui ont respondu qu'elle leur a tousjours esté baillée ;

Si, par chacun an, en la saison des vendanges, ilz ont eu une pannerée de raisins et une pièce de beuf pour eulx tous en commung, — dient que ouy ;

Si, par chacun an, es vigilies de Noël, Pasques et le jour de Karesme prenant et a chacun d'iceulx jours ilz ont tousjours eu pour eulx tous en commung ung boisseau de farine, — dient qu'ilz ont tousjours receu ;

Si, la veille des Roys, chacun mallade a tousjours eu ung liard pour avoir ung gasteau, le jour de la Nostre Dame Chandelleur chacun ung cierge bénist, — dient que leur a tousjours esté baillé ;

Si, par chacun an, le jour de Karesme prenant (1) chacun mallade a eu demye poulle toute lardée ou pour icelle dix huict deniers tournoys et une tierce de vin blanc pour eulx tous en commung oultre leur ordinaire, — dient qu'ilz ont tousjours eu ;

Si, es jours de Pasques, lundy ensuyvant qui est le jour du pardon dudict hostel, les festes d'Assancion Nostre Seigneur, Penthecouste, Feste Dieu, la vigille Sainct Jehan Baptiste, les jours Sainct Clet, Saincte Marthe, Sainct Loys, la vigille de Toussains, le jour de Toussainctz, le jour et feste Sainct Martin d'iver, le jour de Noël, la veille et le jour des Roys, le jour de Karesme prenant et venredy du Lazare (2), leur a esté tousjours baillé à chacun une choppine de vin oultre leur pencion ordinaire, — dient qu'ilz ont tousjours eue ;

Si, aux festes annuelles de l'an, savoir est Pasques, Assancion Nostre Seigneur, Penthecouste, Feste Dieu, Nostre Dame my-aoust, Toussainctz, Noël et le jour des Roys, ilz ont tousjours eu a chacun un karollus oultre leur pencion ordinaire, — dient qu'ilz ont tousjours eu ;

Si, la veille de Toussainctz, leur a tousjours esté baillé a chacun mallade ung haren froyz quant il y en a eu a la poissonnerie ou a chacun quatre deniers tournoys quant n'en y a eu, — dient que ouy.

Si, aux jours de Lundy de Pasques, Sainct Clet, Saincte Marthe et le venredy du Lazare, qui sont les festes dont on faict solennité en l'église dudict lieu, et a chacun d'iceulx jours, ilz ont toujours mis une femme a la porte de ladicte eglise pour quester pour eulx, et ce qui y a esté donné si l'ont party en commung, — dient que ouy ;

Suyvant lesquelles requestes, interrogacions et confessions a esté,

---

(1) Mardi gras.
(2) Vendredi de la quatrième semaine de carême.

le vingt septiesme jour dudict moys de may oudict an mil cinq cens vingt six, present ledict notaire, par lesdictz messire Pierre de Lestoille, Vaillant, honnorable homme et sage maistre Pierre Le Berruyer, aussi licencié en loix, advocat fiscal du Roy nostre sire oudict bailliage et duché d'Orleans, et ledict maistre Jehan Lescoreol, procureur du Roy, en la presence et du consentement dudict maistre Nicolle Le Vesville, maistre et administrateur dessusdict, de messire Agnan Marmeron, religieulx dudict hostel et vicaire dudict Le Vesville, et aussi en présence et par le conseil desdictz Philippe Lebeau, Anthoine Bernard, Sebastien de Lestoille, Thibault Daniel et Jehan Baudet, eschevins dessus dictz, ordonné que doresnavant ledict maistre et administrateur dudict hostel Sainct Ladre baillera ausdictz mallades ce qui ensuit : c'est assavoir a chacun d'iceulx mallades par chacun jour ung pain du poix de trente six onces bien cuit et panneté de bon blé froment pareil de celuy des religieulx. et cuira on oudict hostel deux foys la sepmaine ; par chacun jour de l'an a chacun homme mallade dudict hostel troys choppines de vin et a chacune femme mallade une pinte de vin a la grant mesure ; et leur sera baillé ledict pain entier et la moictié du vin au premier coup de prime, et au soir au premier coup de vespres l autre moictié dudict vin par ledict messire Agnan Marmeron. A chacun d'iceulx mallades sera baillé par chacun an en la saison d'yver, la moictié d'un porc soubz l'estimacion de quarante solz tournoys chacune moictié que ledict maistre sera tenu faire thuer, saller en tinetes separées [et mettre] es maisons desdictz mallades a ses despens, ainsi qu'on a acoustumé par cydevant. Aura chacun mallade par chacune sepmaine pour pitance des jours gras et des jours megres, tant homme que femme, cinq solz tournoys, et prandra ledict maistre toutes les offrandes et oblacions qui se feront a la porte de ladicte eglise et au dedans d'icelle eglise. Aura par chacun an chacun mallade, tant homme que femme, douze charretées de boys a deulx chevaulx ou huict charretées a troys chevaulx et oultre deux charrettées de boys verd et ung cent de fagotz, et ne seront les dictes busches de plus grant grosseur que d'une de deux, troys ou quatre au plus aux jours et ainsi qu'on a acoustumé. Aura par chacun an chacun homme mallade au jour et feste Sainct Martin d'yver cent solz tournoys pour son vestiaire, linge et ungans. Aussi aura chacune femme par chacun an pour son vestiaire, linge et ungans soixante diz solz tournoys audict jour et feste Sainct Martin d'yver, sauf toutesvoyes que, où trouvé seroit le revenu de ladicte maison dyminuer en l'advenir ou que les mallades multipliassent en plus gros nombre oudict hostel, de dyminuer ainsi qu'on verra estre affaire par raisou. Aura par chacun an chacun desdictz mallades, tant hommes que femmes, deux boisseaulx de sel qui leur seront baillez et delivrez l'un a Noël et l'autre a la Sainct Jehan Baptiste, et commencera on a la Sainct Jehan Baptiste prouchaine venant ; leur sera baillé a chacun ung petit boucquault pour le mettre pour leur provision de toute l'année oultre le sel qui leur fault pour saller leur pourceaulx. Aussi aura par chacun an chacun mallade quatre livres de chandelle de suif et deux mesures d'huille de noix. Pareillement aura par chacun an chacun mallade tant homme que femme chacun demye myne de poix, demye myne de febves mesure d'Orleans et leur seront baillez a karesme prenant. Auront par chacun an chacun mallade tant homme que femme en la saison des verjustz chacun une jallaye de verjust garny d'un boucquault pour le mettre, troys paintes de vinaigre en bouteilles separées et troys trochetz d'oignons. Avec ce aura par chacun an chacun mallade pour toute doulceur une livre de raisin, une livre de figues, une once de pouldre et deux treaulx de saffren. Auront chacun an es jours des lundy des fairies de Pasques et Sainct Loys, chacun d'iceulx jours deux espaulles de mouton qui est l'une pour les hommes et l'autre pour les femmes qu'ilz mengeront en commung chacun en leur logis oultre leur ordinaire. Auront par chacun an en la saison de vendanges deux pannerées de raisins, savoir est une pour les hommes et l'autre pour les femmes, avec deux pieces de beuf vallant chacune deux solz tournoys, qui est une pour les hommes et l'autre pour les femmes oultre leur pencion ordinaire, qu'ilz mengeront semblablement en commung. Aussi aura par chacun an chacun mallade tant homme que femme troys deniers tournoys la veille des Roys pour avoir ung gasteau. Auront par chacun an a Karesme prenant ung boisseau de farine qui est demy boisseau pour les hommes et demye boisseau pour les femmes et une tierce de vin blanc par moictié entre les hommes et les femmes. Aura par chacun an chacun mallade tant homme que femme le jour de Nostre Dame Chandelleur ung petit cierge de cyre poisant chacun une once. Aura par chacun an chacun mallade tant homme que femme le jour de Karesme prenant la moictié d'une poulle lardée vallant chacune moictié dix huit deniers tournoys et deux paintes de vin blanc l'une pour les hommes et l'autre pour les femmes qu'ils bevront ensemble oultre leur pencion ordinaire. Aura par chacun an chacun mallade tant homme que femme aux festes annuelles de l'an, savoir est Pasques, Assancion Nostre Seigneur, Penthecouste, Feste Dieu, Nostre Dame my aoust, Toussainctz, Noël, le jour des Roys et a chacune d'icelles ung karollus oultre leur pencion ordinaire. Aussi auront par chacun an chacun mallade soit homme ou femme la vigille de Toussainctz ung haren froys, ou quatre deniers tournoys ou deffault d'en trouver a la poissonnerie, pareillement oultre leur pencion ordinaire. Sera tenu ledict maistre et administrateur paier et nourrir les vignerons qui yront faire les treilles et labourer les jardins desdictz mallades, et entretenir les treilles de boys comme elles sont à present. Leur baillera deux femmes vieilles, de l'age de chacune cinquante ans ou audessus, pour aller querir leurs neccessitez, les gouverner et faire leurs lessives, l'une pour les hommes, l'autre pour les femmes, et

auront les dictes deux femmes chacune une marcque de drap rouge
faicte en façon de cucur qui sera cousue a leur robbe au dessus de la
mamelle en lieu apparant qu'on les puisse veoir et congnoistre, les
quelles deux femmes seront choisies, esleues et commises par ledicte
maistre qui sera tenu les nourrir, paier et stippendier a ses depens
sans ce qu'il puisse bailler argent ausdictz mallades au lieu desdictes
chambrieres. Et quant aucun mallade yra de vie a trespas, ledict maistre ne pourra faire vendre les biens meubles qui demourront de leurs
deces aux mutz (?) ne a aultres personnes que aux mallades de ladicte
maison Sainct Ladre. Entretiendra ledict maistre les maisons et
ediffices desdictz mallades de couverture et closture bien et deuement
en sorte qu'il ne pleuve en icelles, fera curer leur puys a eaue et
retraictz quant besoing sera, separera les hommes d'avecques les
femmes, leur fera faire clostures et logis distainctz et separez l'un de
l'autre, aura ung portier qui gardera la porte a ce que les dictz mallades ne puissent sortir hors et pour aller ouvrir l'huys aux chambrieres desdictz mallades pour aller querir leurs neccessitez a heure
convenable et refermer l'huys quant elles seront de retour. Semblablement sera tenu ledict maistre de aller, ou envoyer l'un des religieulx
de ladicte maison qu'il depputera, visiter les dictz mallades par chacun
jour heure du matin a l'issue de matines, a l'issue de la grant messe
et a l'issue de vespres soy enquérir d'eulx s'ilz ont mestier d'aucune
consolacion spirituelle ou corporelle. Fera faire ledict maistre deux
petites griles de fer, l'une pour les hommes et l'autre pour les femmes
es lieux plus convenables ou il sera advisé ailleurs que sur rue. Item
que ledict maistre et ses gens ne molesteront ne injuriront indeuement
les dictz mallades, et pareillement les dictz mallades seront tenuz de
porter honneur et reverance audict maistre et frères religieux dudict
hostel et obeyr a ses commandemens licites.

DOC. XIX.

18 mai 1543.

Admission régulière d'un lépreux, fils de lépreux.

(Min. Mesnager. Et. Joblin)

En presence de moy notaire etc. requis et appellé pour faire acte et
instrument de ce qui suit, religieuse personne frere Aignan Marmeron,
prestre, religieulx en l'hostel et maison Sainct Ladre lez Orleans,
commis pour le maistre et administrateur de ladicte maison Sainct
Ladre, estant en l'église dudict lieu avec autres freres religieulx, a
demandé a Jehan Rameau, aussi estant en ladicte eglise [ce] qu'il
voulloit. A quoy a respondu ledict Rameau qu'il est entaché de la
malladie de lespre, filz de feu Marceau Rameau qui a demouré es
forsbourg d'Orleans paroisse Sainct Vincent jusques quelque temps

avant son trespas qu'il, entaché de ladicte malladye, fut rendu en ladicte maison Sainct Ladre où il est trespassé ; et estoit soudict feu père natif de la paroisse Sainct Euvertre, au dedans de l'enclosture de ladicte ville d'Orleans ; et que, puisqu'il avait pleu a Dieu luy envoyer ladicte malladie, que ladicte maison Sainct Ladre estoit de long temps dediée et deputée pour les pouvres mallades de lepre natifz de ladicte ville aussi qui de postérité leurs parens, a tout le moings le père ou la mère, estoient natifz d'icelle ville, a requis ledict Rameau, joinct les sentences données en ceste matière l'une en la prevosté d'Orleans le jour d'huy et l'autre en l'officialité dudict lieu le *(lacune)*. qu'il plaise ausdictz maistre et religieulx le recepvoir en ladicte maison et luy bailler et administrer toutes ses necessitez de vivre comme la coustume est faire aux autres preceddans mallades, offrant garder les solempnitez et coustumes anciennes de ladicte maison qui luy seront remonstrées et données à entendre par lesdictz religieulx s'il leur plaist. Et apres que lecture a esté faicte de ladicte sentence donnée en ladicte prevosté et que ledict Marmeron a esté d'accord y avoir eu sentence en ladicte officialité, icelluy Marmeron, commis, a demandé aux autres freres religieulx sur ce leur advis et oppinion, lesquelz ont esté et sont d'advis de la réception dudict Rameau en ladicte maison pour y habiter comme les preceddans mallades, pres'ant le serment de observer les statuz et solempnitez acoustumez, aussi declairant par ledict Rameau quelz biens il a. Oy par ledict Marmeron le dire desdiz autres religieulx, apres le serment dudict Rameau, qui a juré et promis dire vérité et icelluy interrogé ainsi que ensuict.

Premierement, interrogé ledict Rameau du nom et surnom de sa mère, a respondu qu'elle a nom Phelix Berthon, a present femme de Pierre Moireau, demourant aux Bordes de la Truyée, paroisse de Boigny.

Interrogé de son aage et s'il est marié, a dict qu'il n'est marié et qu'il est aagé de dix-huit ans ou environ.

Enqueis quel temps y a qu'il se sent entaché de ladicte malladie de lèpre, dict qu'il y a environ quatre ans que l'on le soubspeçonnoit ladre, aussi pour ce que son père le estoit.

Enqueis de quel lieu estoit natif ledict deffunct sen père, a dict qu'il estoit natif de ladicte parroisse Sainct Euvertre audedans de l'enclosture de la ville, et de luy, est na'if de la parroisse Sainct Vincent en une maison qui leur appartenoit seant devant l'eglise dudict Sainct Vincent.

Interrogé si ladicte maison luy appartient, a dict que puis deux mois ença luy et ledict Pierre Moireau assemblement ont vendu à Jehan Maindestre, demourant en la parroisse de La Chapelle Sainct Aignan d'Orleans, ladicte maison, ung petit jardin derrière et ung arpent de vigne assis en la paroisse de Semoy, qui appartenoient ausdicz confessant moyennant la somme de deux cens livres tournois

que lesdictz confessant et Moireau, receurent dudict Maindestre et a
passé le contrat de ladicte vente ung notaire de ceste ville qui se tient
pres le coing de la Lymace.

Enqueis s'il a autres héritaiges, a confessé avoir ung demy arpent
de vigne en desert sceant en la parroisse Sainct Marc ou cloz Gaultier
que font a moictié Jehan Rousseau et ung nommé Corbillière demou-
rans en ladicte paroisse Sainct Vincent. Et si a oultre vingt solz tournois de rente moictié de quarente solz tournois dont l'autre moictié
appartient ausdiz de Sainct Ladre au moyen de la réception en ladicte
maison dudict deffunct son père, assignée ladicte rente sur une maison
sceant en la rue des Gourdes dont est debtenteur Julian Moireau et
de laquelle rente il ne luy est deu aucuns arrerages.

Ce faict, ledict Marmeron, commis susdict, a remonstré audict
Rameau que, suyvant lesdictes sentences, et qu'il est veriffié icelluy
Rameau estre mallade de lépre, natif de ladicte ville d'Orléans et ses
progeniteurs aussi natifz d'icelle ville, vouluntiers le recepvra, par
protestacion que où sera trouvé cy apres qu'il ne soit et sa postérité
natifz de ladicte ville et selon les chartres et statuz de ladicte maison
Sainct Ladre de l'en expulser et mectre hors ; et de faict presentement
ledict Marmeron oudict nom, par l'advis et consentement desdictz
autres religieulx et soubz protestacion a receu et reçoit ledict Jehan
Rameau en ladicte maison et malladerie Sainct Ladre ensemble ses
biens et heritaiges en l'associant avec les autres mallades pour joir et
user sans abbus des biens de ladicte maison Sainct Ladre comme les
autres mallades joissent et usent, en luy enjoignant et commandant
par icelluy Marmeron, a peine de inobediance et d'excommeniement,
de porter honneûr, reverance et obediance ausdicz maistre, freres et
religieulx Sainct Ladre, de ne sortir ne yssir oultre la porte de ladicte
maison sans le congié et licence desdictz maistre, freres et religieulx
sur lesdictes peines et d'estre pugny, de non boire ne manger avec
gens sains mais bien en compaignye d'autres mallades de lèpre, et aussi
de ne donner a boire ni a manger de ses vivres a petis enffans, ne les
appeler en ladicte maisan et de ne congnoistre charnellement femme
ne fille ; lesquelles coustumes et solempnitez et chacune d'icelles ledict
Rameau a jnré et affermé sur la saincte evangille a luy monstrée et
qu'il a touchée, prestant le sermant que ledict Marmeron luy a faict
faire de observer lesdictes solempnitéz et coustumes et qu'il procurera
le bien et profflct de ladicte maison a son pouvoir. Dont *etc*... Presens
messire Guillaume Godart et Jehan Baude, prestres, tesmoings.

G. Mesnager.

5

DOC. XX.

Mainlevée de la saisie des revenus de Saint-Ladre.

(Arch. Nat. X¹ᴬ 4930 : f᾽ 592).

Entre mᵉ Noel Ramart, mᵉ et administrateur de la maladerie de
S. Ladre d'Orleans, demandeur et requérant l'enterinement d'une requeste dattée du xiij᷎ jour de ce present moys de septembre mil vᵉxlvɪɪ
tendant a fin d'avoir mainlevée du revenu saisi de ladicte maladerie,
d'une part, et le procureur general du Roy, defendeur a l'enterinement de ladicte requeste, d'aultre part, appoincté est, apres que ledict
demandeur a faict apparoir que la saisie dont a present est question
a esté faicte pour ledict bailly d'Orleans en vertu de la reforma-
tion desdictz hospitaulx, hostelz Dieu et aulmosnerie seullement, ouquel
edict ne sont aulcunement comprinses les maladeries et leproseries
comme non estans de ceste qualité, ains au contraire en aultres edictz
a part en vertu desquelz le prevost d'Orleans, longtemps auparavant
et des l'an mil vᵉ quarante troys, se seroit transporté en ladicte maladerie, laquelle il avoit veue et visitée et prins entièrement tout le revenu et charges qui en dépendent et du tout faict son procès verbal,
lequel il avoit envoyé par devant le grant aulmosnier de France et
aultres commissaires ordonnez par le Roy sur le faict de la reformacion desdictes maladeries et lepreuseries, lequel des le sixiesme jour de
mars mil vᵉ xlɪɪɪj auroient (*sic*) donné sentence provisionnalle sur la
reformacion de ladicte maladerie et ordonné que, entre aultres choses,
que en icelle seroient logez, nourriz et entretenuz dix lepreux, avecques aultres charges contenues en icelle sentence presentement exibée,
a laquelle il a tous jours obey et satisfait, comme encores veult faire, et
que ladicte saisie a esté seullement faicte par ledict bailly ignorant la
première procédure faicte par ledict prevost, sur laquelle est inter-
venue ladicte sentence provisionnale de reformacion persistant comme
dessus, quant de present, et du consentement dudict procureur general
du Roy, et apres avoir par luy veu ladicte sentence donnée par lesdictz
grand aulmosnier et commissaire susdictz avec le proces verbal de ladicte saisie, que mainlevée soit faicte, et l'a faicte la court audict Ramart, administrateur susdict, des fruictz et revenuz entierement de ladicte maladerie saisiz, et ont ordonné et ordonnent que le commissaire qui a esté estably au regime et gouvernement d'iceulx fruictz
pendant ladicte saisie en rendra compte et reliqua audict demandeur
de ce qu'il aura receu pendant sa commission et establissement pardevant ledict bailly d'Orleans ou son lieutenant que lesdiclz juges
et commissaires ont pour ce faire commis et délégué pour eviter
a fraiz, a la charge toutefoys que ledict administrateur sera tenu obeyr

et satisfaire entierement au contenu de ladicte sentence provisionnalle donnée ledict sixiesme mars mil v°xliiij par ledict grand aulmosnier et commissaires susdictz si satisfaict il n'y a, et en apporter certifficacion pardevers la court ou lesdictz commissaires.

DOC XXI.

Administrateurs de l'hôtel S. Ladre.

(Mentions extrêmes retrouvées).

13 juin 1314. Jean Pellerin, prêtre, maître, était démissionnaire (1).

28 juillet 1357. Me Jean de Romilly, maître (2).

24 janvier 1384-25 mars 1389. Frère Guillaume Benoistre, prêtre, maître (3).

5 juin 1390-19 février 1391. Jean Beaufilz, prêtre, prieur et maître (4).

6 juin 1392-3 juin 1399. É'ie du Val, prêtre, prieur et maître (5).

31 octobre 1400-7 mars 1410. Jean de Beauval, prêtre, prieur et maître (6).

2 février 1411-17 avril 1415. Martin Larousse, prêtre (7), prieur et maître.

3 juin 1423-25 mars 1430. Durand Lefèvre, prêtre, prieur et maître (5).

15 mars 1433-10 juillet 1451 (8). Jean Béchin, prêtre, prieur et maître.

13 octobre 1452 (9)-13 décembre 1474. Pierre Le Vannier, prêtre, prieur, me et admr.

18 janvier 1476-27 avril 1497 (*sic*). Jean Crêté (10), prêtre, prieur, me et admr (5).

17 juin 1496 (*sic*)-8 juillet 1504 (*sic*). Jean de Villiers (10) prêtre, prieur, m* et admr.

16 janvier 1504 (*sic*)-20 décembre 1535. Me Nicole Le Vesville (11), prêtre, maître et prieur commendataire (5).

(1) Doc. II.

(2) Arch. Nat., XIA 16 : 342 v·.

(3) Arch. du Loiret, H, 211.

(4) Ibid. — Élu maître de l'Hôtel-Dieu avant le 6 juin 1392. *Mémoires de la Société archéologique*, t. XXXIV, p. 305.

(5) Titres de S. Ladre, *passim*. Arch. du Loiret.

(6) Religieux dr l'Hôtel dès 1390. (Ibid).

(7) Religieux de l'Hôtel en 1410. v. p. 12.

(8) Min. Chauvreux, Et. Joblin, — et les titres.

(9) Ibid.

(10) Religieux de l'Hôtel dès 1452 (Titres).

(11) A la place de Jean de Villiers, démissionnaire.

21 février 1544-3 avril 1551. M⁰ Noël Ramard (12), prieur et adm⁰(5).

2 août 1551-11 février 1558. M⁰ Jean Ramart, licencié en lois (13), maître et administrateur (5).

21 mars 1563-13 juillet 1565. Florent Robinet, m⁰ François Bertrand, procureur au présidial, Étienne Paris, bourgeois marchand, Boudet, Martin Gault, marchand, cinq des administrateurs (5).

(?) juin 1563. Guillaume Baude, Nicolas Bourdineau (14), Jacques Vaillant, Guillaume Rouxellet (15).

20 février 1571. Pierre Piau, Guillaume Dupont, Pierre Lasne, commis à l'administration.

1571-3 janvier 1590. Noble homme René Lepin, écuyer, seigneur de Quincé, m⁰⁰ et administrateur (5).

25 juin 1585-25 juin 1588 (16), Michel Daniel, Claude Poirier et m⁰ Jean Pasquier, procureur, commis à l'administration.

25 janvier à 12 juillet 1588. Saureau, Hazon et Boitet. adm⁰⁰ et maîtres (5).

8 mars-28 mai 1591. Dumas, Jogues et Lebreton, maîtres et administrateurs (5).

2 avril-22 juin 1596. Lestringant et Boullart, m⁰ et adm⁰⁰ (5).

13 février 1597-14 septembre 1598. Pierre Maillart et Claude Gohier le jeune, m⁰⁰ et adm⁰⁰ (5).

4 mars 1599-1 novembre 1600. Toussaint Rebuffé et Claude Lemasne, m⁰⁰ et adm⁰⁰ (5).

1 novembre 1600-1 novembre 1602. Liphard Langlumé et Nicolas Deguyenne (5).

22 janvier 1604-9 mars 1610. Denis Le Lasche, commissaire de la maladrerie (5).

(12) Un acte du 10 février 1549 le qualifie : noble homme m⁰ Noël Ramard, écolier étudiant en l'Université d'Orléans.

(13) Il demeurait à Paris, rue S. Julien le Pauvre (11 février 1558). — Min. Provenchère, Et. Joblin.

(14) Arch. de l'Hôtel-Dieu d'Orléans, IV, **A**, 1.

(15) Ibid, **IV**, B, 60.

(16) Nommés, le 29 juin 1585, par les maire et échevins pour 3 ans, de la Saint-Jean 1585. Le 15 juillet, les maire et échevins promettent de les indemniser des troubles apportés à l'exercice de leur charge (Délibérations de ville. Arch. d'Orléans, BB, 1).

(17) Date de leur élection pour deux ans par les maire et échevins, suivant le pouvoir à eux donnés par le roi, à la place de Rebuffé et Lemasne ; deux ans de la *Toussaint prochaine*, dit l'acte du 2 novembre 1600, ce qui ferait 1601. Mais cette nomination à un an de distance est invraisemblable. D'ailleurs, on trouve, dans les titres de S. Lazare, les noms de Langlumé, Deguyenne, administrateurs en fonction, le 8 mars 1601. Il faut donc lire *Toussaint dernière*.(Archives d'Orléans, BB, 53).

10 août 1614 (*sic*). Quiriace Chou, commissaire au revenu tem-
porel (5).

10 mai 1614 (*sic*)-30 mai 1617. Jacques Hannequin, admr (5).

12 septembre 1614 (*sic*). Et. Chauvin, fermier adjudicataire pour
6 ans.

15 mai 1620-30 août 1623 (1). Germain Genty, admr en titre
d'office (5).

(1) Les lettres royales du 11 août 1622 parlent d'un maître Alexandre
Boynard, « soi-disant prieur ».

www.ingramcontent.com/pod-product-compliance
Ingram Content Group UK Ltd.
Pitfield, Milton Keynes, MK11 3LW, UK
UKHW022122070726
13613UKWH00003B/1205